병의 90%는
스스로 고칠수 있다

옮긴이 김정환

건국대학교를 졸업했으며 일본외국어전문학교에서 일본어 공부를 했다. 주요 역서로는 『몸이 따뜻해야 몸이 산다』, 『거친 곡물이 내몸을 살린다』, 『독이 되는 채소, 약이 되는 채소』, 『50세부터 시작하는 생활운동 건강법』, 『화장품의 진실』, 『키위 스키너트』, 『보이지 않아서 더 위험한 내장 지방』 등이 있다.

9-WARI NO BYOKI WA JIBUN DE NAOSERU 2 - BYOIN TONO TSUKIAIKATA HEN
by Yutaka Okamoto
Copyright © 2009 Yutaka Okamoto
All rights reserved.
Originally published in Japan by CHUKEI PUBLISHING CO., LTD., Tokyo.
Korean translation rights arranged with
CHUKEI PUBLISHING CO., LTD., Japan
through THE SAKAI AGENCY and BC AGENCY.

이 책의 한국어판 저작권은 BC 에이전시와 SAKAI 에이전시를 통한 저작권자와의 독점 계약으로 ㈜다산북스에 있습니다. 저작권법에 의해 한국 내에서 보호를 받는 저작물이므로 무단전재와 복제를 금합니다.

당신이 몰랐던 병에 대한 진실

병의 90%는 스스로 고칠 수 있다

오카모토 유타카 지음 | 김정환 옮김

스토리3.0

| 주의 |

현대 의료는 매우 망가지기 쉬우므로, 아니 이미 망가지기 시작했으므로 취급에 특히 주의해주십시오. 현대 의료는 잘못 대처하면 생명을 잃을 수도 있습니다. 게다가 그 책임은 전부 여러분이 뒤집어쓰게 됩니다. 그러니 부디 이 설명서를 꼼꼼히 읽어보실 것을 권합니다.

머리말

왜 순순히
의료 '컨베이어 벨트'에 올라가는가

이 세상에는 의사의 도움을 받지 못해 불행해진 사람들이 많다. 그런데 사실은 부주의하게 의사를 찾아가는 바람에 불행을 자초한 안타까운 사람들도 그에 못지않게 많다. 이것은 안이하게 의사를 찾아가 치료받는 것이 건강에 도움되는 행동이 아님을 명백히 보여준다.

최근 일본에서는 의료 붕괴의 위기를 걱정하는 목소리가 높아졌는데, 그 원인을 규명하기가 생각처럼 간단하지 않을 듯하다. 정말로 의사가 문제인 것일까? 그보다는 의료 제도를 만든 정부가 문제일까? 아니면 애초에 그런 정부를 뽑은 국민이 어리석은 탓일까? 이유는 얼마든지 만들어낼 수 있으며 저마다 어느 정도 설득력이 있지만, 이래서는 이야기가 다람쥐 쳇바퀴 돌듯 맴돌 뿐 진전이 있을 수 없다. 자신의 주장만이 옳다고 아무리 목소리를 높인들이 참상을 해결할 방법이 없다면 결국은 탁상공론일 뿐이다.

　나도 과거에는 일개 임상의였다. 그러나 거의 20년 전쯤에 그 일을 그만두고 지금은 주로 암 환자를 상대로 고민을 상담해주고 있다. 임상의를 그만둔 이유는 현대 의료의 틀에서는 병을 고치지 못하는 환자가 너무나도 많다는 사실을 깨달았기 때문이다.

　'병에 걸리면 그때 의사를 찾아가고, 의사가 지시하는 대로 순순히 표준치료를 받는다.' 언뜻 지극히 평범하고 당연한 생각과 행동 방식처럼 보이지만, 현대 의료의 틀 안에서는 이런 행동 방식이 수많은 희생자를 낳고 있다. 나는 그 모습을 두 눈으로 똑똑히 봤다. 그런데 사실 내가 목격한 문제점은 현대 의료의 시스템을 대대적으로 바꾸면 전부 해결할 수 있는 것들이다. 어떻게 바꿔야 할지 청사진도 나와 있다. 그러나 어째서인지 적어도 앞으로 수년 사이에는 도저히 실현될 가능성이 없어 보인다.

　진짜 병은 한시도 지체하지 말고 치료해야 한다. 지금도 시시각각으로 환자가 늘어나고 있으며, 희생자는 계속 증가하는 추세다. 현대 의료의 틀이 크게 바뀌기를 기다릴만한 여유가 우리에게는 없다. 그렇다면 우리는 어떻게 해야 할까?

　다행히도 방법이 하나 있다!

그것은 '병에 걸리면 그때 의사를 찾아가고, 의사가 지시하는 대로 순순히 표준치료를 받는다'라는 행동 방식을 재고하는 것이다. 의사는 환자가 오면 그저 표준치료라는 매뉴얼로 대응한다. 여기에서 중요한 점은 '여러분이 오면'이 아니라 '환자가 오면'이라는 것이다. 아무런 행동도 하지 않는다면 의사는 여러분을 표준치료라는 이름의 컨베이어 벨트에 올려놓고 한 치의 오차도 없이 매뉴얼대로 처리할 것이다. 어떻게 생각하면 이보다 평등한 대우는 없을지 모른다. 그러나 병을 고치고 싶다면 그 순간이 중요하다. 의사의 지시대로 순순히 표준치료라는 컨베이어 벨트에 올라가서는 안 된다. 그러기 위해서는 여러분이 지금의 의료, 즉 현대 의료를 대하는 방법을 숙지해야 한다. 그것이 컨베이어 벨트에 올라가느냐 올라가지 않느냐를 좌우하는 중요한 갈림길이 된다.

나는 이 책에서 병원에 가지 않아도 되는 병과 자기 치유력을 높이는 방법, 그리고 여러분이 실제로 진짜 병에 걸렸을 때 현대 의료와 의사를 어떻게 상대해야 하는지 그 구체적인 방책을 상세히 설명했다. 부디 이 책을 선입견을 버리고 끝까지 읽어보기 바란다. 그러면 여러분의 건강 수명은 틀림없이 크게 연장될 것이다.

이 책을 출판할 때 많은 분들로부터 용기와 힘을 얻었다. 특히 그간에 내가 출간한 책들이 독자 여러분으로부터 예상 외로 많은 격려를 받아 반향의 크기를 새삼 실감하면서 이 책을 써야겠다는 강렬한 유혹을 받게 됐다. 또한 그러던 차에 건강 디자인의 오이시 요시코 씨와 엔자민 연구소의 아베 히데키 씨, 도쿄 농업 대학의 와타나베 도시히로 씨도 이 책을 쓰도록 강하게 권유해주셨다.

그리고 집필하는 동안 따뜻한 말씀으로 의욕을 북돋아준 주케이 출판의 스태프 여러분과 날카로운 눈으로 내용을 검토하고 잘못된 부분이 있으면 용서 없이 지적해준 'e-클리닉'의 스태프 여러분 덕분에 더욱 발전된 책을 쓸 수 있었다.

이 자리를 빌려 이 모든 분들에게 깊은 감사의 인사를 전한다.

오카모토 유타카

CONTENTS

머리말 왜 순순히 의료 '컨베이어 벨트'에 올라가는가 — 4
프롤로그 '병은 의사가 고친다'라는 것은 치명적인 착각이다 — 14

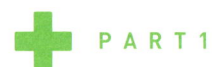

PART 1

자기 치유력 활용 설명서

90%의 병은 자기 치유력으로 고친다

1장 '진짜 병'과 '미병(未病)'의 차이
병원에 가야 할 '진짜 병'은 10%도 되지 않는다 — 19
3가지 카테고리로 질병 분류하기 — 22
자기 치유력만으로 고칠 수 있는 병 — 26

2장 내 몸의 놀라운 자기 치유력
진짜 병이 되기 전에 깨닫는 것이 중요하다 — 31

안이하게 의사를 찾으면 손해보는 이유 ― 37
병을 근본적으로 치료하는 것은 자기 치유력이다 ― 42
자기 치유력도 노력과 관리가 필요하다 ― 48

3장 자기 치유력을 좌우하는 삶의 자세

스트레스를 즐기고 활용해라 ― 55
'참는다, 지킨다, 애쓴다'와는 무관한 삶을 선택하라 ― 61
사고방식의 변화는 기본, 생활 습관은 플러스 알파 ― 66
'건강 마니아'가 오히려 암에 걸릴 수도 있다 ― 75

4장 몸을 위한 음식, 건강을 위한 보조식품

사람의 몸에 100% 좋은 음식은 없다 ― 81
칼로리와 영양소의 균형을 조절하라 ― 85
건강보조식품, 제대로 아는 것부터 시작하자 ― 88
좋은 건강보조식품을 고르는 법을 알아야 한다 ― 93

5장 자기 치유력을 측정하고 점검하는 방법

누구나 자신의 건강도를 스스로 점검해볼 수 있다 ― 99
혈액검사를 잘 활용하는 것도 중요하다 ― 103
종합검진에서는 변화의 양상을 살펴라 ― 107

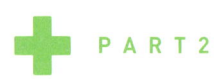

PART 2

병원·의사 대처 설명서

10%의 진짜 병은 의사와 함께 고친다

1장 '진짜 병'에 걸리면 취해야 하는 것
치료는 협동을 요하는 팀플레이다 — 113
미리 '마이 닥터'를 확보해두어라 — 118
'세컨드 오피니언'도 필요하다 — 122

2장 환자와 의사, 서로 지켜야 하는 것들
희망이 없는 시한부 선고는 거짓이다 — 127
신뢰 관계가 좋은 결과를 만든다 — 131
의사와 나눌 대화는 증상과 치료법에 대한 것만은 아니다 — 135

3장 내 몸을 살리는 좋은 의사 판별법
표준치료대로만 하는 의사는 진짜 의사가 될 수 없다 — 141
환자에게 냉담한 의사는 환자의 마음을 알지 못한다 — 145
명의라 불리는 모든 의사가 훌륭한 의사는 아니다 — 152
좋은 의사를 판단하는 기준은 좋은 사람의 기준과 같다 — 159
슈퍼 엘리트 의사는 선망의 대상이 아닌 요주의 대상이다 — 162
언론은 의사나 의료에 대해 정확히 말하지 않는다 — 167

4장   나를 위한 치료를 선택하고 활용하는 방법

서양의학의 치료법만이 최첨단인 것은 아니다 ─ 171
자유재량이 인정되지 않는 치료는 의사도 환자도 망친다 ─ 176
100명 중 단 1명만 치료돼도 유의미하다 ─ 179
가벼운 두통도 낫지 않기를 바라는 이들이 있다 ─ 182
특효 약이나 치료법이 있다는 생각은 비현실적이다 ─ 185
약은 평생 달고 살아야 하는 것이 아니다 ─ 188
약은 최대 네 가지 종류까지만 복용해야 한다 ─ 191

5장   병원과 의사에 대해 더 알아둬야 할 유의사항

의사 친구가 있는 것은 큰 도움이 되지 않는다 ─ 195
CT는 노파심에 찍어보는 것이 아니다 ─ 200
동네 병원에 필요한 의사는 전문의가 아니라 종합의다 ─ 203
대학 병원은 치료를 위한 병원이 아니다 ─ 207
의학 박사는 의사의 업그레이드 버전이 아니다 ─ 211
의학 진보는 학문 발달보다 환자를 살리는 경험에서 온다 ─ 219

에필로그   현대 의료의 장점만을 활용할 수 있기를 바라며 ─ 222

프롤로그

'병은 의사가 고친다'라는 것은 치명적인 착각이다

사람은 누구나 건강하게 오래 살고 싶어 한다. 언제나 활기차고 자신감에 넘치는 모습으로 살 수 있다면 얼마나 멋질까?

'활기차고 자신감에 넘친다!'는 것은 행복의 한 가지 형태라 할 수 있다. 사람들에게 활력과 자신감을 줄 수 있다면 그보다 멋진 직업은 없을 것이다. 의사의 본래 사명이 사람을 활기차게 하고 자신감을 주는 것이라고 생각한다. 아무리 수술 솜씨가 뛰어나도, 유명해도, 명의(名醫)라고 불려도 이 사명을 잊으면 의사로서는 '실격'이다. 그런데 세상은 의료 붕괴의 위기를 걱정하는 목소리로 떠들썩하다. 의료에 대한 불신, 의사에 대한 불신은 하루가 다르게 심해지고 있다. 의사의 자질 문제, 의료비 급등, 의사 부족, 의사의 편재 등 다양한 문제가 지적되고 있는데, 내가 보기에 그 문제의 뿌리는 전부 어떤 한 가지 착각과 연결돼 있다.

바로 '병은 의사가 고치는 것이다'라는 착각이다. 이것은 치명적이다. 그런데 의사와 환자는 물론 사회 전체가 이러한 착각에 빠져 있다. 의사는 병을 치료하지 못한다. 병을 치료할 수 있는 사람은 자신뿐이다. 즉, 병은 스스로 고쳐야 한다! 의사의 역할은 환자가 이 사실을 깨닫도록 돕는 일이다. 요컨대 환자가 자신감을 갖게 하고 활력을 주는 것이다. 그러므로 의사는 흰 가운을 입고 거만하게 환자를 대해서는 안 된다. 항상 환자의 곁에 있으면서 좀 더 편하게 진심을 담아 상대하는 조언자여야 한다.

작금의 현실은 이상과 거리가 멀다. 그렇다면 이상 따위를 늘어놓는 건 아무 의미도 없는 걸까? 그러나 지금의 상황이 이상과 거리가 멀기에 더더욱 이상을 알고 대처하는 것이 중요하다. 왜냐하면 우리는 지금 혼돈스러운 현대 의료 속에서도 씩씩하게 살아가야 하기 때문이다. 이상을 알지 못하면, 옥석을 구분하며 현대 의료의 심각한 상황을 현명하게 헤쳐나가지 못한다.

현대 의료 제도가 근본적으로 개혁되기를 기다려서는 목숨이 몇 개가 있어도 모자라다. 그렇다면 우리 스스로 환자(약자)의 시점에 서서 현대 의료에 대처하기 위한 설명서를 만들어 자신의 몸을 지켜야 한다. 그것이 바로 내가 이 책을 쓴 이유다.

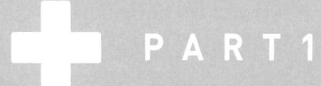

PART 1

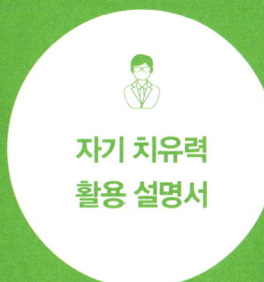

자기 치유력
활용 설명서

90%의 병은
자기 치유력으로
고친다

1장
'진짜 병'과 '미병(未病)'의 차이

병원에 가야 할 '진짜 병'은 10%도 되지 않는다

먼저 '진짜 병'과 그렇지 않은 병, 즉 '미병(未病, 병이 아직은 아닌 상태)'의 차이를 설명하고 넘어가도록 하겠다. 이것을 아는 일은 매우 중요하다. 여러분 가운데 대다수는 아마도 병이 아닌 것을 병으로 착각하고 있을 터이기 때문이다. 이러한 착각은 여러분에게나 의사에게나 매우 불행한 일이다. 엉뚱한 문제를 엉뚱한 사람에게 맡기게 되기 때문이다. 따라서 당연한 말이지만 좋은 결과를 기대할 수 없다. 애초에 의사가 담당하는 범위는 '진짜 병'이다. 그러므로 '미병'은 의사에게 담당 범위 밖의 것이다. 이것은 마치 투수에게 4번 타자를 맡기는 것과 같다. 타석에 나선 투수가 운 좋게 배트에 공을 맞힐 수도 있지만 보통은 거의 안타를 기대할 수 없을 것이다. 범위 밖의 문제를 맡긴다는 것이 얼마나 심각한 결과를 낳는지는 이 책을 읽어나가다 보면 점차 이해하게 될 것이다.

여러분에게 질문을 하나 하겠다. 메타볼릭 증후군[1]은 병일까, 아니면 미병일까?

"그걸 질문이라고 하나? 당연히 병이지!"

이렇게 대답하는 사람은 지금부터 내가 하는 이야기를 받아들이기가 쉽지 않을지도 모른다. 먼저 '진짜 병'과 '미병'의 차이를 올바르게 이해하기 바란다.

메타볼릭 증후군은 병이 아니다. 단순한 '과식 습관 + 운동 부족'일 뿐, 그 이상도 이하도 아니다. 의사를 찾아갈 필요도 없이 과식을 멈추고 몸을 움직이기만 해도 충분히 스스로 고칠 수 있기 때문이다. '메타볼릭 신드롬'이라고 쓰면 영어가 들어간 것이 왠지 병처럼 느껴진다. 그러나 '과식 습관 + 운동 부족'이라고 솔직하게 쓴다면 아무도 병으로 착각하지 않을 것이며 아마도 굳이 병원을 찾아가 의사의 진찰을 받는 일도 없을 것이다.

---

1 **메타볼릭 증후군** | 내장에 지방이 계속 측정돼 고혈압, 고지혈증, 당뇨병 등의 성인병에 걸리기 쉬운 상태를 의학적으로 이르는 말로 '대사 증후군'이라고도 한다. 일본에서는 잘못된 생활 습관으로 생긴 메타볼릭 증후군 등의 증상이 증가하면서 사회적으로 문제가 됐다.

최근에는 어째서인지 병이 아닌 것에 마치 병처럼 느껴지게 하는 이름을 붙이는 행태가 유행해 순진한 사람들을 혼란과 착각에 빠트리고 있다. 이것은 바로 언어의 속임수다. 여러분은 병이 아닌 것을 병으로 착각해 순진하게 검사를 받거나 약을 먹고 있다. 그리고 종국에는 검사와 약품 의존이라는 지옥에서 빠져나오지 못하게 된다.

병도 아닌 것이 병 행세를 해서 병의 가짓수가 늘어날수록, 여러분의 머리가 혼란스러워질 뿐만 아니라 의사도 불필요한 일이 늘어나 진짜 병을 상대할 시간을 빼앗기며 의료비는 급등한다. 그리고 결국에는 "의료비 삭감! 의사 부족!"이라는 대소동이 벌어진다.

이 모든 것은 가짜가 진짜 행세를 하는 데서 비롯된 것이다.

3가지 카테고리로
질병 분류하기

항간에서는 "병원이나 클리닉을 찾는 사람 중 90퍼센트는 사실 병에 걸리지 않았다"라고 흔히 말하는데, 이것은 사실이다. 심지어 "90퍼센트는 무슨! 99퍼센트지!"라며 더욱 극단적으로 지적하는 사람도 있을 정도다. 이것은 모두가 병이라고 생각하는 것 중 대부분은 사실 병이 아니라는 뜻이다. 과거에 나를 찾아오는 외래환자를 실제로 조사해본 결과 95퍼센트가 병에 걸리지 않았다. 그렇다. 이 95퍼센트는 병원에 오지 않아도 되는 환자였던 것이다.

환자가 머리에 떠올리는 여러 가지 병은 다음과 같이 크게 세 가지로 나눌 수 있다. 이것은 유명한 '질병의 카테고리 분류'다.

- **카테고리 1**

  의사가 치료하든 치료하지 않든 낫는 병

- **카테고리 2**

  의사가 잘 치료해야 비로소 낫는 병

- **카테고리 3**

  의사가 치료하든 치료하지 않든 낫기가 어려운 병

그렇다면 병원을 찾는 환자 중 카테고리 1의 비율은 과연 얼마나 될까? 이야기의 흐름만으로도 이미 눈치챘으리라 생각하지만, 약 90퍼센트에 이른다. 바꿔서 말하면 의사가 치료하는 환자의 90퍼센트는 의사가 치료하든 치료하지 않든 낫는다. 의사가 치료할 필요가 없다는 뜻이다. 요컨대 진짜 병이 아니라는 말이다.

세 가지 카테고리 중에서 카테고리 2와 3은 진짜 병이며, 카테고리 1은 가짜 병이다. 이렇게 말하면 조금 어폐가 있을지도 모르지만, 카테고리 1은 병이라고 부르기보다 '미병'이라고 부르는 편이 어울릴 것이다.

참고로 카테고리 1은 '희극의 병'이라고도 한다. 이유는 간단하다. 카테고리 1은 결코 비극의 여주인공이 걸리는 병이 아니기 때문이다. 비극의 여주인공이 메타볼릭 증후군이나 통풍에 걸린다고 생각해보자. 그것이 비극처럼 보이겠는가?

그렇다면 우리 의사들은 도대체 뭘하고 있는 것일까? 이러한 의문이 샘솟는 것은 당연한 일이다. 말할 것도 없이 우리 의사들은 명백히 불필요한 일을 하고 있다. 그러므로 카테고리 1은 '진짜 병이 아니며 의사가 관여하지 않는 편이 더 원활하게 낫는 미병'이라고 정의를 바꿔야 의미를 더욱 정확히 전달할 수 있지 않을까 생각한다.

"스스로 고칠 수 있는 카테고리 1의 미병에 의사들이 야단스럽게 매달리는 것은 불필요한 일이다. 이것이야말로 의료비와 세금의 낭비가 아닌가!"라고 여러분이 꾸짖는 소리가 들리는 듯하다. 분명히 지당한 말씀이다. 아니, 사실은 그 정도로 끝날 문제가 아닐지 모른다.

의사가 부주의하게 카테고리 1의 미병을 진료하면 대부분의 의사는 약을 처방하게 된다. 강압제, 혈당강하제, 항고지혈증제, 항불안제, 진통 해열제 등 일일이 열거하기도 힘들 만큼 많은 약이 여러분을 기다리고 있다. 그런데 이런 약은 일시적으로 증상을 해소해줄지는 모르지만 근본적으로 치료해주지는 않는다. 게다가 약에는 부작용이 따르기 마련이다. 아주 단기간이라면 약의 부작용도 그다지 문제가 되지 않을 수 있다. 그러나 장기간에 걸쳐 약을 복용하면 당연히 부작용도 무시할 수 없게 돼 자기 치유력이 확실히 저하된다.

애초에 병의 90퍼센트는 결국 자신의 힘으로 고치게 된다. 즉 자기 치유력으로 치료한다. 그러므로 의사가 카테고리 1의 미병에 관여하는 것은 백해무익한 일이다. 그런 것을 우리 의사들과 여러분 모두 무의식중에 오해하고 있기 때문에 이야기가 꼬이고 꼬여서 핵심을 벗어난 논의만 하고 있는 것인지 모른다. 참으로 안타까운 일이다.

자기 치유력만으로
고칠 수 있는 병

의사 없이는 절대 낫지 않거나 의사가 잘 치료하면 아주 좋은 결과를 얻을 수 있는 카테고리 2와 3의 진짜 병은 사실 생각만큼 그렇게 종류가 많지 않다.

진짜 병이라는 것은 예를 들어 재해 외상(큰 부상)과 허혈성 심장질환(협심증이나 심근경색), 선천성 심장질환(심근증), 중증 부정맥, 뇌혈관질환(뇌출혈, 뇌경색, 지주막하출혈), 신경변성질환, 암, 소아암, 제1형 당뇨병, 자기면역질환, 유전자 이상 등이다. 가짓수는 그다지 많지 않다. 일반 외래에서 이런 진짜 병을 접하는 일은 거의 없다. 응급 외래라 해도 아마 10퍼센트가 채 되지 않을 것이다. 이런 질환(병이나 부상)은 적어도 본인의 힘만으로는 어찌할 수 없거나 의사(의료 종사자)들이 진지하게 도와주면 아주 좋은 결과를 기대할 수 있다. 따라서 의사(의료 종사자)에게 큰 보람을 주며 사명감을 고취시킨다. 의사로서는 더할 나위 없는 행복이라고 할 수 있을 것이다.

카테고리 1의 미병은 앞에서 열거한 카테고리 2와 3의 질환(병이나 부상)을 제외한 것으로, 여러분에게 친숙한 고혈압과 제2형 당뇨병, 고지혈증, 비만, 메타볼릭 증후군, 통풍, 요통, 변비, 우울증, 불면증, 천식, 알레르기, 아토피 등이 대표적이다. 자기 치유력을 잘 활용하면 누구나 고칠 수 있으므로 병이 아니라 미병이라고 불러야 한다. 이런 미병 때문에 굳이 의사를 귀찮게 할 필요는 없다. 아니, 의사를 찾아가는 것이 더 큰 잘못이다. 오히려 자기 치유력을 저하시킬 수 있기 때문이다.

다만, 미병도 적절히 대응하지 못하면 생명을 위협하는 중병으로 발전하는 경우가 드물게 있다. 이것은 감기도 마찬가지다. 감기라고 방심해 방치했다가 폐렴 등 중병으로 발전하는 경우에는 일시적으로 의사의 도움이 필요할 수 있다. 그러나 이것은 어디까지나 예외적인 경우다.

한편 안이하게 의사에게 치료를 받았다가 오히려 중병으로 발전하는 아이러니한 경우도 적지 않은 것이 의료 현장의 현실이다. 그런 '민폐 의사'가 있다는 사실 자체가 큰 문제이지만, 하나부터 열까지 전부 의사에게 맡기고 스스로의 노력은 게을리하는 환자 자신에게도 어느 정도는 책임이 있지 않을까? 애초에 의사와 환자가 각자의 역할을 올바로 이해하고 있지 못한 것이 근본적인 문제다.

- **진짜 병**   의사와 환자가 함께 노력해 치유한다. 바꿔 말하면 함께 노력해야만 고칠 수 있다.
- **미병**   원칙적으로는 환자 스스로의 노력(자기 치유력)으로 치유된다. 바꿔 말하면 스스로의 노력(자기 치유력)으로만 고칠 수 있다.

✔ 병원에 호구 환자가 느는 까닭

비극 속의 히로인은 절대 걸리지 않는 희극의 병, 즉 카테고리 1의 미병은 원래 의사와 무관한 병이다. 그러나 진짜 병을 상대할 기회가 적고 의사의 기술료가 너무 낮게 설정된 현대의 의료 제도에서는 본의 아니게 의사들이 카테고리 1에 관여할 수밖에 없다. 이것이 '호구 환자'가 탄생하는 이유다.

　카테고리 1의 미병에도 무작정 병원을 찾아가는 사람, 의사로서는 참으로 고마운 '호구'다. 적당히 겁주거나 전문 용어로 현혹하면 순순히 검사도 받고 약도 먹으며 계속 병원을 찾아와주는 단골손님이기 때문이다. 게다가 그런 환자들은 갑자기 죽을 일이 거의 없으므로 손님이 줄어들 염려도 없다. '호구 환자'를 적당히 확보하면 병원의 경영은 안정되는 셈이다. 그래서 요즘은 병원 사이에 호구 환자 쟁탈전이 벌어지기도 한다. 이렇게 의사에게만 득이 되는 환자를 속칭 '호구 환자'라고 부르는 것이다.

　정부나 언론은 자기 치유력으로 병이 낫는다는 말을 죽어도 하지 않는다. 게다가 사람들은 대체로 약이나 의사를 좋아하기 때문에 호구 환자는 안타깝게도 계속 늘어나고 있다. 자신이 호구 환자임을 스스로 깨닫지 않는 한 그들의 수는 앞으로도 계속 늘어날 것이다. 그리고 호구 환자가 늘어날수록 의료비가 급등하고 의사 부족 현상이 가속화돼 진짜 병에 걸린 사람이 제대로 진료를 받지 못하는, 우리의 생각과는 정반대의 환경이 되어갈 뿐이다.

2장

내 몸의
놀라운
자기 치유력

진짜 병이 되기 전에
깨닫는 것이 중요하다

앞에서 한 이야기는 결코 여러분을 겁주려고 지어낸 것이 아니다. 지어낸 이야기가 아니라 사실이기에 더 무서울지도 모르겠다. 특히 요즘 세상에서는 가능하다면 의사를 만나지 않는 편이 좋다. 다만 이렇게 단언하면 불필요한 오해를 부를지도 모르는데, 결코 의사를 찾아가지 말라는 말은 아니다. '진짜 병'에 걸렸을 때는 의사를 찾아가 치료를 받아야 한다. 그러므로 되도록 진짜 병에는 걸리지 않도록 하자. 이것이 내가 하고 싶은 말이다. 진짜 병에 걸리기 전에 빨리 눈치채서 불을 끄자는 의미다. 여러분도 잘 알겠지만,

진짜 병은 미병의 연장선상에 있다. 다만 진짜 병은 하루아침에 생기지 않는다. 미병에서 진짜 병이 되기까지는 그 나름의 시간 여유(수년에서 십여 년)가 있다. 그러므로 미병 단계일 때 재빨리 눈치채서 스스로 고칠 수 있는 동안에 고치자는 것이다. 싸움에 지지 않는 비결은 쓸데없는 싸움을 하지 않는 것이다. 병과 싸우는 불굴의 정신도 물론 대단하지만, 그보다는 진짜 병이 되기 전에 깨닫는 것이 수십 배는 더 중요하다.

본래 의사가 담당해야 할 영역은 역시 진짜 병이다. 다만 생활을 유지하고 클리닉이나 병원을 건전하게 경영하려면 설령 자신의 영역이 아니더라도, 그럴 마음이 없어도 미병을 상대해야 한다. 그런 탓에 보람도 느끼지 못하며, 그 결과 진심으로 병과 상대할 의욕을 점차 잃어가는 것은 오히려 당연한 일인지도 모른다. 일부러 그러는 것은 아니지만 아무래도 건성으로 상대하게 되는 것은 부정할 수 없다. 우수한 동급생이 매일 미병을 상대하면서 생계를 꾸려나가야 하는 모습을 보는 것은 매우 안타깝고 서글픈 일이다. 본인들도 결코 원하는 일이 아닐 것이며, 인재의 낭비이기도 하다.

애초에 현대 의료의 틀에서 의사가 할 수 있는 일이라고는 3대 치료(약물 요법, 수술, 방사선 치료)밖에 없다. 3대 치료는 모두 이른바 독으로 독을 제압하는 성질의 방법이다. 따라서 의사에게 치료를 받는다는 것, 혹은 약을 먹는다는 것은 원래 상당히 중대한 일이며 그에 상응하는 결단과 위험이 따름을 여러분도 충분히 각오해야 한다.

요컨대 의사나 약에 의지하면 그에 상응하는 부작용이 반드시 따라온다는 말이다. 다만 진짜 병의 경우는 부작용이라는 손해가 있더라도 그 대가로 병을 고친다는 훨씬 큰 이익을 얻을 수 있기 때문에 거래가 성립된다. 그러나 미병은 그런 거래가 성립되는지 매우 의심스럽다. 부작용의 강도는 사람에 따라 다양한데, 이것은 어떤 의미에서는 도박이라 할 수 있다. 도박에 이기면 좋지만, 안타깝게도 도박에서는 이기는 경우보다 지는 경우가 훨씬 많다. 그런 도박을 해서 몸을 위험에 노출시키기보다는 자신의 힘으로 꾸준히 치료하는 편이 훨씬 안전하고 현명한 방법이 아닐까?

참고로 그다지 귀에 익지는 않겠지만 '의원병(醫原病)'이라는 무서운 말이 있다. 한자를 보면 대충 짐작이 갈지도 모르지만, 말 그대로 병원에 간 것이 원인이 되어 진짜 병에 걸리는 것을 뜻한다. 본말전도 혹은 고약한 농담 같은 이름의 이 의원병은 사실 농담으로 치부할 수 없을 만큼 많다. 물론 있어서는 안 되는 병이지만, 안타깝게도 일상에서 매우 흔히 볼 수 있다. 그런 실태를 잘 알기에 나는 병원에 거의 가지 않으며 어지간하면 약도 먹지 않는다.

의원병의 전형적이고 유명한 예를 소개하도록 하겠다. 1960~70년대까지는 감기에 걸리기만 해도 바로 병원에 가서 주사를 맞는 사람이 많았다. 그런데 그때는 주사 바늘을 지금처럼 한 번만 쓰고 버리지 않았다. 물론 나름대로 소독은 했겠지만 똑같은 주사 바늘을 여러 명에게 사용하는 것이 당연시됐다. 이 때문에 많은 사람이 B형 간염 바이러스나 C형 간염 바이러스에 감염됐다. 당시는 B형 간염 바이러스나 C형 간염 바이러스의 존재도 몰랐던 탓에 설마 주사를 통해 간염 바이러스에 감염되리라고는 그 누구도 상상조차 하지 못했겠지만, 쓸데없이 주사를 맞지 않았어야 했다고 나중에 후회한들 누구도 책임을 져주지 않는다.

또 탈리도마이드(Thalidomide) 사건[2]도 마찬가지다. 원래 탈리도마이드라는 약은 아주 평범한 수면제로 발매됐다. 물론 당시는 아무도 예상하지 못했지만, 사실 그 수면제에는 태아의 기형을 유발하는 심각한 부작용이 있었다. 임신한 사람이 단순히 수면제로 복용했다가 300명의 태아에게 기형이라는 돌이킬 수 없는 후유증을 남기고 만 것이다. 다만 이 가운데 약 절반은 외국에서 이미 판

---

2 **탈리도마이드 사건** | 독일에서 개발된 최면제인 '탈리도마이드'는 1960년대 전반에 걸쳐 서독과 일본 등에서 진정 수면제로 상용됐다. 그러나 임신 초기(34~50일경)의 여성이 사용하면 태아의 중증 선천기형, 특히 무지증 및 단지증을 일으키는 원인이 된다는 것이 발견돼 현재는 판매를 금지하고 있다. 당시 탈리도마이드로 인한 전세계의 추정 환아는 7,000명 정도이며 그중 23퍼센트가 일본에서 발생했다.

매 금지가 됐음에도 일본 정부의 금지 조치가 늦는 바람에 피해를 입은 사례로, 명백한 인재(일본 정부의 실책)라고 할 수 있다. 어쨌든 아주 사소한 증상임에도(명백한 미병 단계) 안이하게 의사를 찾아가는 바람에 일어난 비극이라고 할 수 있지 않을까 생각한다. 안이하게 의사나 병원의 신세를 지는 것이 그다지 좋은 선택이 아님을 말해주는 전형적인 일화가 아닐까?

사실은 의학 자체가 아직 미숙한 학문이다. 특히 일본 정부가 유일하게 제대로 된 의학으로 인정하는 '서양의학'은 고작해야 역사가 200년도 되지 않은 발전 과정에 있는 학문이다. 어쩌면 '최신예'라든가 '최첨단'이라는 말에 우리가 쉽게 속는 것이 문제인지도 모른다. 지금의 의학은 만능이 아니며, 사실은 불확정적이고 불완전하며 결함투성이라고 해도 과언이 아닐지 모른다. 그러므로 지금의 의료가 정말 올바른지 의심스러워하는 것이 딱 적당한 정도라고 할 수 있다. 설사 오늘의 단계에서는 타당하게 여겨지더라도 그것이 내일의 타당성을 보증하는 것은 결코 아니다. 따라서 몸속에 넣거나 몸속에서 작용하거나 몸에 상처를 입히는 약물 치료, 방사선 치료, 수술 등은 어지간한 일이 아닌 이상 부주의하게 받지 말아야 한다고 생각한다. 즉 커다란 리스크를 짊어지면서라도 도전해볼 가치가 있는 경우를 제외하면 안이하게 의지해서는 안 된다는 말이다. 특히 새로운 약의 경우, 단기간에 일어나는 부작용은 어느 정도 예측할 수 있을지 몰라도 장기간 복용했을 때 일어날 부작용은 아무도 시험해본 적이 없으므로 완전히 미지수다. 다시 말해 무슨 일이 일어나도 이상하지 않다는 의미다. 게다가 복수의 약을 동시에 복용했을 경우는 누구도 확인한 적이 없으므로 거의 '러시안 룰렛 게임'을 하는 것과 마찬가지인 행동이라고 생각한다.

   그런 의미에서 나는 무작정 의사나 현대 의료에 의지하면 긁어 부스럼을 만들 뿐이라고 주장하는 것이다. 특히 의사가 필요 없는 미병이라면 더더욱 의사를 피하는 것이 자연스러운 생각이라고 보는데, 여러분은 어떻게 생각하는가?

안이하게 의사를 찾으면 손해보는 이유

오랜 세월에 걸쳐 호구 환자 노릇을 계속하면 역시 약해(藥害) 등의 폐해가 거의 100퍼센트 나타난다. 그러므로 호구 환자도 어떤 의미에서는 의원병의 희생자라고 할 수 있다. 또한 여러분이 계속 호구 환자로 남으면 결국 의사를 망칠 수도 있다.

현대 의료는 박리다매의 구조다. 호구 환자를 확보하지 않으면 병원이나 클리닉을 경영하기 어렵다. 생사가 달린 진짜 병에 걸린 환자를 진료하기보다 눈 딱 감고 호구 환자를 받는 편이 정신적으로나 육체적으로나 편한 것은 분명하다. 실제로 오늘날의 젊은 의사들은 진짜 병에 걸린 환자를 상대해야 하는 과를 외면하고 호구 환자를 주로 상대하는 과로 몰리는 경향이 강하다. 계산이 빠른 것이 요즘 젊은이들의 특징인지도 모르지만, 옛날 사람인 나로서는 서글픈 느낌을 감출 수 없다.

결국 호구 환자가 늘어난다는 말은 생사가 걸린 환자를 상대하는 의사가 줄어든다는 의미다. 요컨대 진짜 병을 치료하는 의사가 부족해지는 것이다. 현재 떠들썩한 의사 부족 문제는 호구 환자가 없어지면 순식간에 해결될 이야기다. 그러나 의사와 지식인, 공무원들은 그런 간단한 일조차 논의하지 않는다.

미병 단계에서 안이하게 의사를 찾아가게 되면 손해를 보는 가장 큰 이유는 자기 치유력을 저하시킨다는 점에 있다. 이해하기 쉽도록 당뇨병을 예로 들어 설명하도록 하겠다. 다만 오해를 피하기 위해 미리 말하자면, 여기에서 말하는 당뇨병은 특수한 유형인 제1형 당뇨병이 아니라 지극히 일반적인 제2형 당뇨병이다(이 둘은 닮았지만 다른 병이다). 어쨌든, 가령 여러분이 단 것을 너무 좋아하고 몸무게도 조금 많이 나가며 운동을 매우 싫어한다고 가정하자. 매일같이 일에 치여 생활도 불규칙하고 수면도 부족하다. 그런 가운데 회사에서 하는 건강진단에서 혈당치가 비정상적이라며 의사를 찾아가보도록 권유받았다. 여러분이 찾아간 의사는 매우 고지식한 사람으로, 표준치료에 따라 기계적으로 혈당강하제를 처방했다. 이렇게 되면 여러분은 좋은 의사를 만났다고 안심한다. 의사가 시키는 대로 약을 꾸준히 먹으면 언젠가 당뇨병은 나을 것이라고 믿어 의심치 않는다. 물론 의사로부터 "식사에 주의하십시오. 운동도 하셔야 합니다"라는 말을 들은 기억도 희미하게 나지만, 약을 먹으니까 괜찮다며 대수롭지 않게 생각한다. 그러나 사실은 전혀 괜찮지 않다. 몇 년이 지나도 당뇨병이 낫지 않는 것이다. 약의 양은 점점 늘어나고, 몇 년이 지나자 혈압도 높아져서 강압제까지 새로 처방을 받는다. 그리고 몇 년이 더 지나자 이번에는 인슐린 주사를 맞아야 한다는 권유를 받는 등 점점 약품 의존의 지옥에 빠지고 만다. 이렇게 되면 이미 그 지옥에서 빠져나오기는 거의 불가능하다.

만일, 건강진단에서 혈당치의 이상이 발견됐을 때 우연히 나를 찾아와 상담을 받았다면 미래는 크게 달라질 것이다. 나라는 괴짜 의사는 혈당강하제 따위는 처방해주지 않는다. 오히려 스스로 고칠 수 있는 병은 스스로 고치라며 매몰차게 말할 뿐이다. 단순히 과식 습관에 운동 부족이니 스스로 고칠 수 있다고, 아니 스스로 노력하지 않으면 고칠 수 없다고 말해줄 것이다.

"안이하게 약을 먹기 시작해 약에 의지하면 몸은 약에 익숙해지며 약에 의존하게 됩니다. 단기간이라면 별다른 영향이 없겠지만, 장기간 약에 의존하면 몸은 스스로 인슐린을 만들지조차 못하게 돼요. 그렇게 되면 돌이키기는 거의 불가능합니다. 계속 인슐린 주사를 맞으며 평생을 보내거나 이식을 받는 수밖에 없어요. 하지만 지금이라면 아직 늦지 않았습니다. 인슐린을 만들 여력이 남아 있을 때 생활 습관을 개선하면 반드시 병을 개선할 수 있습니다."

이런 설득에 여러분은 고개를 끄덕이고 운동 부족과 과식 습관을 고치기 위해 노력한다. 그러면 약품 의존이라는 지옥에 빠지지 않고 다음 해에 회사에서 하는 건강진단을 무사히 통과할 수 있을 것이다.

자, 여러분은 어느 쪽을 선택하겠는가? 안이하게 의사나 약에 의지하면 사람은 보통 스스로 나아지려고 노력을 하지 않게 된다. 그러면 몸의 자기 치유력도 쇠퇴하는 것이다. 과보호는 오히려 역효과를 부른다. 자기 치유력을 망쳐버리기 때문이다.

미병의 경우, 한정된 기간 동안 의사나 약에 의지하는 것은 크게 나쁘지 않다고 생각한다. 그러나 장기간에 걸쳐 의사나 약에 의지해서는 안 된다. 문제점을 금방은 못 깨달을지도 모른다. 그러나 깨달았을 때는 이미 지옥에 떨어진 후다. 그 점을 깊이 이해해야 한다는 것이 내가 환자를 진찰할 때마다 절실히 느끼는 점이다.

✅ 의사를 찾아가도 되는 유일한 예외

 모든 일에는 예외가 있듯이, 미병에도 의사를 찾아가는 편이 좋은 경우가 없지는 않다. 그것은 마음의 안심을 얻을 수 있는 경우다.

 나는 양로원에 왕진을 종종 가는데, 특히 나이가 많은 분들에게는 병이 아니어도 혹시 병이면 어쩌나 하는 불안감이 따라다닌다. 환절기나 저기압이 통과할 무렵에는 많은 노인이 몸의 이상을 호소한다. 무릎이 아프거나, 허리가 아프거나, 식욕이 떨어지거나…… 그런 일이 일상다반사로 일어난다. 그렇게 되면 이대로 상태가 단숨에 악화되지는 않을까 하는 불안감이 고개를 쳐들기 시작한다. 물론 이것은 의사인 내가 치료하지 않아도 자기 치유력으로 충분히 고칠 수 있는 상태다. 그러나 내가 아무것도 하지 않고 그저 그런 분들을 찾아가 환부를 만져주거나 이야기를 들어주기만 해도 증상을 완화시키고 불안감을 줄이는 효과가 있다. 즉, 그때 나는 즉효성 안정제의 역할을 하는 것이다.

병을 근본적으로 치료하는 것은 자기 치유력이다

괴짜임을 자인하는 나조차도 의사가 갓 됐을 무렵에는, 설마 내가 "안이하게 의사를 찾아가지 마시오!"라고 공언하게 되리라고는 상상조차 하지 못했다. 이것은 서양의학과 그것을 표방하는 의사는 만능이라고 과대평가했기 때문인지도 모른다. 현대 과학의 최첨단을 달리는 서양의학이 해결하지 못하는 수수께끼는 조만간 사라질 것이 틀림없다고 생각했기 때문인지도 모른다. 또한 지구상에 인간이 밟지 못한 육지가 사라진 것과 마찬가지로 의학에서도 미지의 분야가 사라지지 않을까 하는 낙관적인 착각을 한 탓인지도 모른다.

여러분에게 한 가지 더 물어보겠다. "생물과 무생물의 차이는 무엇입니까?" 이 질문을 받았다면 여러분은 뭐라고 대답하겠는가? 생물과 무생물의 차이는 누가 봐도 명확하지만, 새삼스럽게 질문을 받으면 좀처럼 대답하기 어렵다. 만약 내가 그 질문을 받는다면 곰곰이 생각하다가 결국 자기 치유력(복원력)의 유무라고 대답할지도 모른다. 생물에게는 기본적으로 자기 복제, 자기 수복 능력, 자기 복원력이 있다. 나는 그것이 생물과 무생물을 나누는 커다란 특징이라고 생각한다. "뭐야, 당연한 소리잖아?"라는 목소리가 들리는 듯도 한데, 분명히 지극히 당연한 말이라고 생각한다. 다만 그것을 진심으로 당연하다고 생각하지 않기 때문에 자기 치유력을 믿지 않고 안이하게 의사에게 의지하려 하는 것이 아닐까? 만약 진심으로 당연하다고 생각한다면 무턱대고 의사를 찾아가려고 하지는 않을 것이다. 이렇게 말해도 아직 "미병은 스스로 고치는 것"이라는 말에 수긍하지 않는 사람이 있을지 모르지만, 여러분의 자기 치유력이 한시도 쉬지 않고 여러분을 위해 착실하게 일하고 있는 것만은 사실이다.

참고로 여러분의 몸은 약 60조 개의 세포로 구성돼 있다고 한다. 60만 개도, 600만 개도 아닌 60조 개다! 지구상의 인구가 약

60억 명이라고 하면 그 1만 배나 되는 수인 것이다. 그런 천문학적인 수의 세포가 모여 있는 우리의 몸이 별다른 문제도 일으키지 않고 100년 가까이 정상적으로 기능한다는 사실 자체가 불가사의하지 않은가? 불과 3만 개의 부품으로 구성된 자동차조차도 제대로 기능하는 기간은 수년 정도인데 말이다. 그렇게 생각하면 몸을 정상적으로 유지하기 위해 부품(세포)을 효과적으로 기능시키는 것은 물론 부품의 교환과 수복 등도 자동으로, 게다가 정확히 수행하는 엄청난 힘이 우리의 몸에서 작용하고 있다고 상상할 수 있다. 그리고 그 힘은 인공적으로 만들어낼 수 없을 만큼 엄청나다는 사실도 잘 알 수 있을 것이다.

의사는 '진짜 병'을 상대할 때 분명히 진가를 발휘한다. 그러나 아무리 진가를 발휘하더라도 병을 고치는 힘은 역시 의사에게 있지 않다. 병을 고치는 주체는 의사도 약도 아니며, 물론 수술도 방사선도 아니다. 이런 것은 전부 치료의 계기가 될지도 모르는, 치료를 위한 시간을 벌어줄지도 모르는 수단에 불과하다. 근본적으로 병을 치료하는 힘은 여러분이 깨닫든, 깨닫지 못하든 누구나 확실히 가지고 있는 놀랍고 거대한 자기 치유력인 것이다.

서양의학은 과학의 최첨단을 달리는 응용과학이라고 일컬어진다. 그러나 최첨단 과학으로도 아직 생명을 복원 재생하지 못하고 있다. 세포의 구성(재료)은 전부 밝혀졌음에도 그 세포 하나조차 새로 만들어내지 못하는 것이다. 그러나 우리의 몸은 너무나 간단히 생명을 복원 재생할 수 있다. 그것도 매일, 매초, 매순간 말이다. 여러분은 사실 엄청난 능력을 지니고 있는 초능력자다. 의사 따위는 도저히 상대도 되지 않을 만큼의 초능력을 이미 지니고 있다. 그런데도 자신의 초능력을 믿지 못하고 쓸데없는 행동을 하니까 나을 병도 낫지 않거나 치유가 늦어지는 것이다. 감기에 걸리면 항생 물질을 복용하는 것이 그 좋은 예다. 감기의 원인은 대부분 바이러스다. 항생 물질은 바이러스에는 듣지 않는다. 그런데도 어째서인지 감기에 걸리면 항생 물질을 복용하는 사람이 많다. 항생 물질은 약이므로 물론 자기 치유력을 저하시킨다. 그러므로 감기에 항생 물질을 조합하면 백해무익한 결과를 낳는다.

좀 더 자신의 자기 치유력이라는 엄청난 초능력을 신뢰하자! 자기 치유력의 놀라운 힘을 깨달으면 자신의 자기 치유력을 소중히 여기는 마음도 싹틀 것이다. 몸과 마음을 혹사하는 것은 이야기 속에서는 아름답게 보일 수도 있겠지만 현실에서는 자신의 소중한 자기 치유력을 망칠 뿐이다. 결코 미담이 될 수 없다. 여러분에게 생명을 주신 부모님과 조상님에 대한 모독일 뿐이다.

여담이지만, 사람에 따라서는 자기 치유력을 '자연 치유력'이라고 부르는 경우가 있는데, 나는 자연 치유력이라는 표현은 적절치 못하다고 생각한다. 오해할 우려가 있기 때문이다. 자기 치유력은 자연스럽게 발동하는 것이 아니다. 자기 치유력을 소중히 여기고 잘 관리하며 경우에 따라서는 강화해야 비로소 진가를 발휘할 수 있다. 결코 가만히 내버려둬도 자연스럽게 발동하는 힘이 아니다. 그러므로 나는 자연 치유력이 아니라 자기 치유력이라고 부르는 편이 바람직하다고 생각한다.

자기 치유력은 매우 놀라운 능력이지만, 여러 가지 방해꾼이 끼어들면 힘을 발휘하지 못하게 된다. 자기 치유력을 망치는 대표적인 것은 불신감과 의존심이다. '내 힘으로 치료하자. 반드시 나을 수 있어'라는 마음은 자기 치유력을 증진시키지만, 반대로 '자기 치유력 따위가 과연 내 몸을 고칠 수 있을까?'라는 불신감은 자기 치유력을 저하시킨다. 또 자신의 힘으로 고치려는 능동적인 마음이 아니라 누군가에게 기대고 무엇인가에 의지해 치료를 받으려 하는 수동적인 자세, 의존적인 자세는 자기 치유력을 현저히 저하시킨다.

살펴본 바와 같이 자기 치유력은 매우 놀라운 잠재 능력이지만 조심스럽게 다뤄야 한다. 그러니 자기 치유력을 효과적으로 발휘할 수 있게 주의하도록 하자.

✔ '비극의 여주인공'이 만든 잘못된 선입견

'비극의 여주인공'은 불치의 병과 궁합이 잘 맞는 모양이다. 물론 영화나 드라마 중에는 실화에 바탕을 둔 것도 있으므로 그것을 전부 부정할 생각은 없다. 그러나 그 주인공의 경우는 어디까지나 특수한 사례임을 애써 감추는 듯한 기분이 든다. 상당히 진행된 암이나 어떤 종류의 신경변성질환, 유전병 등은 분명히 진짜 병이므로 경우에 따라서는 불행한 운명을 맞이할 수도 있다. 그러나 해피엔딩이 되는 경우도 적지 않다는 사실은 그다지 크게 언급되지 않는다. 비극의 여주인공은 불행한 운명을 맞이해야 한다는 사정은 물론 잘 알지만, 그렇다고 해도 그런 드라마가 주는 이미지의 영향은 상당히 크기 마련이다. '이 병은 역시 치유를 기대할 수 없구나!'라는 잘못된 선입견을 환자들에게 심어주는 화제의 작품이 등장할 때마다 우리는 환자들의 선입견을 바꾸고자 온갖 노력을 다한다.

자기 치유력도
노력과 관리가 필요하다

지금까지 '자기 치유력'이라는 말을 여러 번 언급했다. 여러분은 자기 치유력이 과연 무엇이라고 생각하는가? '자기 치유력'이라고 하면 어떤 이미지가 떠오르는가?

안타깝지만 현재로서는 자기 치유력을 눈으로 보기도, 계측하기도 어렵다고 할 수 있다. 그러나 "눈에 보이지 않으니까, 쉽게 계측할 수 없으니까 없는 것이나 다름없다"라고 결론내리는 것은 성급하다. 상처가 점점 아무는 모습을 자세히 관찰해보면 알 수 있듯이 자기 치유력(복원력)은 분명히 존재한다. 우리가 살아 있으니까 상처도 아무는 것이다. 만약 살아 있지 않다면 아무리 작은 상처라 해도 절대 아물지 않는다. 그렇다면 자기 치유력이라는 존재를 증명하기 힘든 이유는 무엇일까? 그것은 지금의 과학기술이 미숙하기 때문이다. 다만 최근에는 이 자기 치유력이 중국에서 자주 사용하는 '기(氣)'라는 말, 미국과 유럽의 과학자 등이 자주 사용하는 '생체 에너지'라는 개념과 거의 같은 것이 아닐까 하는 생각이 유력해지고 있다. 그리고 현 단계에서는 이 자기 치유력의 정체가 아마도 양자의 흐름, 광자의 흐름이 아닐까 추측되고 있으며, 자기 치유력이 주로 생체의 매트릭스(결합 조직) 속을 빛이나 전류처럼 흐르지 않을까 하는 가설도 나오기 시작했다. 스트레칭 운동이나 복식호흡을 매일 계속하면 림프구의 수가 유의미하게 증가하거나 체온이 상승하는 현상을 우리도 다수 체험했는데, 이 또한 간접적으로나마 위의 가설과 부합하는 현상이라 할 수 있다.

한편 "자기 치유력 같은 걸 높여서 무슨 쓸모가 있겠어? 쓸데없는 노력일 뿐이야. 어차피 인생은 복불복, 수명은 태어날 때 정해져 있다고!"라고 큰소리치는 운명론자도 있을 것이다. 분명히 운명에 몸을 맡기는 것도 어떤 의미에서는 훌륭한 삶의 자세라고 생각한다. 당당하게 사는 것은 자기 치유력을 높이는 방법이기도 하기 때문이다. 다만 이런 좋은 삶의 자세를 선택한 김에 조금만 더 노력하면 더욱 좋은 결과를 얻을 수 있다고 말해주고 싶다. 운명론자의 말처럼 유전적인 배경은 사람마다 각자 다르다. 병에 잘 걸리는 사람과 잘 걸리지 않는 사람의 차이는 분명히 있으며, 애초에 병의 계기가 될지도 모르는 유전자의 상처가 잘 치유되지 않는 사람과 잘 치유되는 사람이 있다. 그렇다면 운도 건강에 중요한 요소임은 부정할 수 없다.

다만 다행히도 급성 감염증 등과는 달리 현재 병의 대부분을 차지하는 암 같은 만성질환은 병의 계기도 물론 중요하지만 환경, 예를 들어 마음가짐이나 사고방식, 식습관을 비롯한 생활 습관, 생활 환경 등이 그 후의 운명을 크게 좌우한다는 사실이 밝혀졌다. 즉 계기가 있더라도 악화 요인이 적으면 큰 병으로 이어질 확률은 크게 낮아진다는 말이다. 그러므로 자기 치유력을 높이려는 노력은 결코 시간 낭비가 아니다. 오히려 크게 도움이 된다고 할 수 있다.

✓ 자기 치유력을 저하시키지 않으려면 알아야 할 것

원인요법과 대증요법 | 여기에서 잠시 오해가 없도록 대증 치료의 가치에 관해서도 이야기를 하고 넘어가야 할 듯하다. 나는 대증 치료를

부정하지 않는다. 대증 치료는 근본적인 치료 방법은 아니지만 매우 중요한 치료법이다. 예를 들 것도 없이, 통증을 빠르게 해소해주는 것도 대증요법[3]이다. 통증은 매우 불쾌한 존재다. 몸 어딘가가 조금 아프기만 해도 생활의 질이 눈에 띄게 떨어진다. 의욕도 떨어진다. 통증이 만성적으로 지속되면 면역력도 저하되며 자기 치유력도 손상된다. 따라서 통증을 빠르게 해소해주는 것은 자기 치유력을 저하시키지 않기 위해서도 매우 중요한 과정이며 대증요법의 진가라고 할 수 있다. 중요한 점은 원인요법(근본요법)을 선택하느냐 대증요법을 선택하느냐의 양자택일이 아니라 대증요법도 잘 활용하면 매우 효과적이라는 것이다. 반대로 대증요법을 지나치게 사용하면 오히려 자기 치유력을 저하시켜 손해가 더 큰 것도 사실이다. 앞에서 소개한 당뇨병 환자의 예에서도 알 수 있었겠지만, 대증요법에 지나치게 의존하면 정작 중요한 자기 치유력을 손상시키는 뼈아픈 대가를 치를 수 있다.

자기 치유력을 저하시키는 약 | 자기 치유력을 저하시키는 것은 불신감과 의존심만이 아니다. 나이를 먹어도 자기 치유력은 자연스럽게 저

---

[3] **대증요법** | 병의 원인을 찾아 없애기 어려운 상황에서 겉으로 드러난 병의 증상에 대응하여 처치를 하는 것. 열이 높을 때에 얼음주머니를 대거나 해열제를 써서 열을 내리게 하는 방법 등.

하된다. 특히 40대에 접어들면 자기 치유력은 급격히 저하된다고 알려져 있다. 따라서 40세를 넘기면 자기 치유력이 더 저하되지 않도록, 혹은 증진되도록 스스로의 노력을 게을리하지 않는 것이 매우 중요하다.

약도 자기 치유력을 저하시킨다. 약의 종류는 상관없다. 시판약을 포함해 우리가 별 생각 없이 먹는 진통제나 위장약도 물론 예외가 아니다. 그렇다면 자기 치유력을 높이는 약도 있을까? 아쉽지만 그런 약은 없다. 약은 전부 몸에 나쁘다고 해도 과언이 아니다. 약은 '독으로 독을 제압한다'라는 성질을 가지고 있으므로 당연히 부작용이 따르기 마련이다. 그러므로 부작용이라는 손해와 약을 통해 얻을 수 있는 이익을 저울에 올려놓고 이익이 얼마나 큰지를 판단하는 것이 약을 먹는 하나의 기준이라고 생각한다.

한편 미병을 비롯해 자기 치유력으로 치료할 수 있는 상태라면 저울에 잴 필요도 없이 약을 먹지 않는 것이 가장 현명하다.

'중의약'의 효능 | 다만 약 중에도 예외가 있다. 그것은 중의학(中醫學)[4]

---

4 **중의학** | 중국에서 수천 년 동안 전해 내려온 전통 의학으로, 우리나라의 한의학(韓醫學), 일본의 한방의학(漢方醫學) 등 아시아권 전체에 영향을 미쳤다. 우리나라의 한의학(韓醫學)의 경우, 조선시대 이후 수백 년간 독자적으로 발전하여 그 사상, 개념, 치료, 약제 등에서 독창적 이론체계를 갖춘 우리나라 고유의 전통의학이 됐다. 그러나 일본의 한방의학은, 19세기 메이지 유신 이후 한의사 제도가 폐지되며 서양의학에 자리를 내줬다.

의 처방약이다. 일반적인 한방약은 생약이라고 해도 어느 정도 부작용이 있다. 그러나 중의 처방약은 숙련된 중의사가 진찰한 후 그 사람에게 맞는 생약의 조합을 처방하는데, 이 경우에 한해서는 약이 자기 치유력을 높이는 방향으로 작용한다.

나는 이 중의학을 높게 평가한다. 나 자신은 서양의학의 교육을 받았지만, 40세가 넘은 나이에 중의학과 만나 공부를 시작했다. 이 중의학은 "자기 치유력을 높이자. 자기 치유력을 높임으로써 병을 고치자"는 사고방식에 바탕을 두고 있다. 이것은 암을 비롯한 만성 질환을 치유하는 데 꼭 필요한 사고방식이다.

이 중의학을 도입하기만 해도 현대 의료는 크게 개선될 것이다. 그래서 요즘은 하루빨리 중의학이 의료 시스템에 도입될 수 있도록 방법을 궁리하고 있다. 여러분도 힘을 빌려주지 않겠는가?

3장

자기 치유력을 좌우하는 삶의 자세

스트레스를
즐기고 활용해라

지금부터는 자기 치유력을 높이는 방법을 살펴보도록 하자. 사실 자기 치유력을 높이는 것 자체는 그다지 어려운 일이 아니다. 매우 번거로운 절차나 엄청난 노력이 필요할 것이라고 오해하는 사람도 있겠지만, 헬스클럽에 다닐 필요도 없고 특별히 돈을 들이거나 많은 시간을 할애하지 않아도 된다. 다만, 조금 변화하려는 용기와 노력은 필요하다.

자기 치유력을 높이는 방법을 살펴보기에 앞서 여러분에게 확인하고 싶은 것이 있다.

"스트레스는 과연 나쁜 것일까? 아니면 좋은 것일까?"

"그야 당연히 나쁘지!"라고 말하는 사람이 틀림없이 많을 것이다. 분명히 스트레스 때문에 병에 걸렸다는 이야기를 들은 적이 있는 분도 많을 것으로 생각한다. 그러나 스트레스가 항상 나쁜 것은 아니다. 스트레스를 나쁜 것으로 만드느냐 좋은 것으로 만드느냐는 사실 여러분에게 달려 있다. 스트레스 자체는 바꿔 말하면 단순한 '자극'이다. 단순한 자극이므로 좋은 것이냐 나쁜 것이냐는 받아들이기 나름이다. 똑같은 자극이라도 마음에 들 때가 있고 그렇지 않을 때가 있을 것이다. 어떻게 받아들이느냐는 상황에 따라 다르다.

스트레스는 자극이므로 살아가는 원동력이 될 수도 있는 매우 중요한 것이기도 하다. 따라서 스트레스를 너무 피하기만 하면 생기가 없는 따분한 인생이 돼버린다. 스트레스가 있기 때문에 살아가고자 하는 힘이 솟아나는 것이다. 스트레스가 있기에 사람은 성장할 수 있으며 목표를 달성하는 기쁨을 맛볼 수 있다. 가슴이 조마조마하고 심장이 두근거리는 스릴감도 스트레스가 있기에 맛볼 수 있는 것이다.

무작정 스트레스를 피하려 하는 사람도 종종 볼 수 있는데, 그런 생활 자세는 오히려 자기 치유력을 저하시킬 수 있다. 그보다는 스트레스와 친해지는 법을 익혀 적당히 스트레스를 즐기면서 활용하는 쪽이 더 나은 자세라고 생각한다. 즉 스트레스 자체는 양날의 검인 것이다.

그런데 스트레스와 친해지는 법은 의외로 마음가짐과 관계가 있다는 사실이 밝혀졌다. 그래서 조금은 변화하려는 용기와 노력이 필요하다고 말한 것이다. 그 키워드는 지금부터 설명할 "NO"와 "WANT" 그리고 "SOSO"로 집약된다.

✔ 스트레스와 친해지는 법

"NO"라고 말할 수 있는 용기 | "NO"의 의미는 금방 짐작이 갈 터이므로 굳이 설명할 필요도 없겠지만, 기본적으로 하기 싫은 일은 하지 않는다, 혹은 처음부터 "NO"라고 말하는 것이 중요함을 뜻한다.

싫은 일을 억지로 한들 몸과 마음에 좋을 리가 없으며 스트레스만 가중될 뿐이다. 또 처음에는 "YES"라고 말했다고 도중에 "NO"라고 말하기는 힘든 법이다. 주위에 피해를 주기 때문이다. 그러므로 싫은 일은 처음부터 조금 용기를 내서 "NO"라고 의사 표시를 하는 것이 자신을 위해서나 주위를 위해서나 바람직하다. 남에게 미움 받기 싫고 가능하다면 좋게 보이고 싶은 것은 인지상정이다. 그러나 억지로 참으면서 주위에 맞춰보려고 노력하면 결국은 스트레스만 점점 불어난다.

좋은 사람이 되는 것은 중요한 자기 치유력을 손상시킨다는 상당히 값비싼 대가를 치러야 하는 일이다. 조금 장기적인 안목에서 과연 어느 쪽이 이익인지, 어느 쪽이 용기가 필요한 일인지 생각해보기 바란다.

"WANT"를 선택하는 삶 | 다음은 "WANT"다. 이것도 어떤 의미인지 금방 짐작을 할 수 있을 것이다. 자신이 하고 싶은 일을 우선적으로 하라는 의미다. 40세를 넘기면 오히려 자기중심적으로 살아야 한다고 생각한다.

많은 사람은 무의식중에 "MUST(해야 한다)"라는 삶의 자세를 버리지 못한다. 항상 무엇인가 틀을 만들고 그 틀 안에서만 살려고 한다. 억지를 부려서는 안 된다, 쉬어서는 안 된다, 시간을 낭비해서는 안 된다, 윗사람에게 복종해야 한다, 의사의 지시를 지켜야 한다, 신호를 지켜야 한다, ○○해야 한다, ××해야 한다 등등 갑갑하기 그지없는 인생을 살고 있다. 주위 사람들의 눈치만 보는 생활은 그 자체만으로도 상당한 스트레스가 된다.

과감하게 "MUST"를 버리고 "WANT"를 선택하자! 내 시간은 나를 위해 사용한다, 내 인생은 나를 위해 사용한다고 사고방식을 조금만 바꿔보면 마음이 아주 편해질 것이다. 타인의 눈을 신경 쓰는 심정은 나도 충분히 이해하지만, 사실 다른 사람들은 여러분의 생각만큼 여러분을 지켜보지 않으며 신경도 쓰지 않는다. 더구나 불과 100년만 지나면 자신도 주위 사람들도 모두 죽게 된다. 누구도 여러분을 기억하지 못할 것이다. 그런 일시적인 주위의 시선을 신경 쓰는 쪽이 더 바보 같다고 생각하지 않는가?

나는 그런 식으로 생각하게 되어 40을 넘긴 후로는 비교적 마음 내키는 대로 살고 있다. 물론 타인이 그렇게 사는 것도 환영한다. 그것이 각자의 삶의 규칙일 뿐이다. 무엇인가를 얻으려면 다른 무엇인가를 버려야 하는 것은 당연한 일이다. 얻는 것이 더 크다면 버릴 것은 과감히 버리는 것도 괜찮지 않을까?

"SOSO"와 적당주의 | 세 번째는 "SOSO"다. "SOSO"는 달리 말하면 '적당히'라는 의미다. 즉 너무 엄격하고 융통성이 없는 삶을 살면 결국은 손해를 본다는 말이다. 이 세상 자체가 불합리하기 짝이 없고 적당주의가 판을 치는 곳이다. 그런 세상을 살아가는 우리가 지나치게 엄격하면 어떻게 될까? 여기저기에서 충돌을 일으킬 것은

불을 보듯 뻔하다.

  융통성이 너무 없으면 삶이 고단하고 스트레스만 커질 뿐이다. 적당히 세상에 맞춰 살아도 된다고 생각한다. 어떤 일이든 '지나침은 모자람만 못한' 것인지도 모른다. 극단적인 삶의 자세는 재미있는 이야깃거리가 될지는 몰라도 본인의 몸과 마음에는 그리 이롭지 않다.

'참는다, 지킨다, 애쓴다'와는 무관한 삶을 선택하라

"NO"라고 말하고, "WANT"를 선택하며 "SOSO" 하는 것은 말은 쉬워도 실행하기는 만만치 않다. 갑자기 삶의 자세를 바꾸는 것은 결코 쉽지 않은 일이다. 머리로는 이해하지만 막상 그런 상황이 닥치면 자기도 모르게 타협해버리거나 타인의 눈을 신경 쓰고 만다는 사람도 많을 것이다. 나는 이것을 인생관의 문제라고 생각한다. 인생의 우선순위가 정해져 있지 않으니까 타협해버리는 것인지도 모른다. 그럴 때는 무엇이 자신에게 더 중요한지 자문해보면 좋을 것이다. 양쪽 모두 가질 수 없다면 어느 쪽을 버리고 어느 쪽을 선택할 것인가? 앞에서도 언급했지만, 전부 다 가질 수는 없는 법이다.

사실 이 세 개의 키워드는 내가 생각해낸 것이 아니다. 수많은 암 환자들이 내게 가르쳐준 것이다. 어느 정도 암이 진행되면 안타깝지만 모든 사람이 치유되지는 못한다. 같은 병명, 같은 병기(病期), 같은 연령, 같은 치료법인데도 어떤 사람은 치유되고 어떤 사람은 치유되지 못한다. 혹은 병세가 점점 악화 일로를 치닫다가 어느 날 갑자기 거짓말처럼 호전되는 사람도 있다. 나는 이들 사이에 어떤 차이점이 있고 어떤 요인이 관여하는지 알고자 환자 여러분에게 질문을 계속해왔는데, 그 대답 중 하나가 "사고방식을 바꾸고 삶의 자세를 바꿨다"였다.

암 환자의 대부분은 원래 좀처럼 "NO"라고 말하지 못하는, 항상 "MUST"의 자세로 살아온, "SOSO"는 당치도 않다고 생각하는 사람들이다. 요컨대 "NO, WANT, SOSO"와는 정반대의 인생을 당연하다고 생각해온 사람들이다. 그러나 병에 걸리고 난 후, 삶의 자세야말로 스트레스를 가중시킨 원인인지도 모른다고 깨달았을 것이다. 자신의 인생을 살지 못하고 타인의 인생에 휘둘려왔는지도 모른다. 자신에게 자신감이 없었던 것인지도 모른다. 타인에게 미움 받는 것이 두려웠는지도 모른다. 이렇게 되돌아보는 생환자가 많은 것도 특징이다. 그리고 암을 잘 극복하고 치료한 많은 환자들이 "사고방식을 바꾸고 삶의 자세를 바꾼 것이 나를 치유로 이끈 분수령이 됐다"고 증언했다. 즉 지금 "NO, WANT, SOSO"를 신조로 살고 있는 것이다.

다음에 이야기할 내용은 스트레스의 크기에 관해서다.

"스트레스는 클수록 몸과 마음에 나쁘다."

이것은 "네"일까, "아니요"일까? 여러분은 어떻게 생각하는가? 너무 큰 스트레스는 의외로 그다지 몸과 마음에 영향을 주지 않는다. '이것은 내가 감당할 수 없을 만큼 큰 스트레스다'라는 것을 자신도 확연히 알 수 있기에 주저 없이 "NO!"라고 말할 수 있기 때문이다. 문제는 싫지만 참으려고 생각하면 참을 수 있을 정도의 미묘한 스트레스다. 사실은 이 적당한 크기의 스트레스가 의외로 골치 아픈 존재다. 즉 이런 스트레스는 내키지 않아도 떠안기 때문에 장기간에 걸쳐 스트레스가 지속되게 된다. 물론 이런 스트레스를 잘 조종해 긍정적인 방향으로 활용하면 문제가 되지 않지만, 싫은 기분이나 불쾌한 감정이 계속된다면 큰 문제다. 이것은 줄다리기 경기에서 양편이 팽팽하게 줄을 잡아당기는 상태가 장시간 계속되는 것과 같다. 쉽게 상상이 가겠지만, 줄다리기가 계속될수록 굉장히 힘들어진다. 즉 이런 괴로운 상황이 마음속에서 만성적으로 지속되는 것이다. 따라서 자기 치유력이 눈에 띄게 저하되는 것도 무리가 아니다.

지금부터 열거하는 말은 무리하게 계속 실행하면 자기 치유력을 현저하게 저하시키는 것들이다. 여러분의 몸을 위해 유념해두도록 하자.

• 참는다	• 견딘다
• 인내한다	• 신경 쓴다
• 근성을 발휘한다	• 의리가 깊다
• 약속을 지킨다	• 좋은 사람이 된다
• 남에게 맞춘다	• 승리에 집착한다

특히 40세가 넘으면 이런 말과 무관한 삶을 선택하는 것이 현명하다고 할 수 있을지 모른다. 자신의 몸을 지키려면 지금까지의 생활 태도와 사고방식을 180도 바꿔보는 용기가 필요한 것이다.

그러나 안타깝게도 많은 사람이 지금까지의 생활 태도와 사고방식을 바꾸지 못해 자기 치유력을 저하시키는 상황에 처해 있다. 그 일례로 "아직 젊은 친구들한테 질 수는 없지"라는 친숙한 말을 들 수 있는데, 이것은 사실 매우 위험하며 자기 파괴적인 말이다. 말로만 그러는 것이라면 그나마 다행이지만, 결코 실행은 하지 않는 편이 몸에 이롭다.

　암에 잘 걸리는 성격이 있는지 없는지는 아직 정확히 밝혀지지 않았다. 다만 적어도 우리가 상담해온 진행 암 환자 중에는 내가 앞에서 열거한 말을 신조로 살아온 사람이 압도적으로 많은 것이 사실이다. 그리고 동시에 그런 자세를 버리고 사고방식과 삶의 자세를 바꾼 사람이 암을 극복하게 될 확률이 명백히 높다는 것 또한 사실이다.

사고방식의 변화는 기본, 생활 습관은 플러스 알파

"NO, WANT, SOSO"로 사고방식을 바꿨다면 일단 성공이다. 그 생각을 바탕으로 일상생활을 조정해나가면 된다. 예를 들면 생활 리듬이라든가 호흡, 식사, 운동, 수면, 기분 전환 등에 유의하면 될 것이다. 다만 지금부터 소개하는 구체적인 항목은 "NO, WANT, SOSO"에 비하면 부차적인 문제다. 어쩌면 지금부터가 본론이라고 오해하는 사람이 있을지 모르는데, 절대 그렇지 않다. 다시 한번 말하지만 "NO, WANT, SOSO"가 훨씬 중요하다. 이것도 환자들에게 배운 교훈이다. 여러 가지 생활 습관을 고치고 열심히 노력하는데도 기대만큼 효과가 나지 않는다고 고민하는 환자가 많은데, 암을 극복한 환자들은 그런 환자들에게 반드시 "NO, WANT, SOSO"를 신조로 삼으라고 조언해준다고 한다. 그러면 똑같은 노력을 해도 효과가 눈에 띄게 나타난다. '마음가짐'을 가볍게 생각해서는 안 된다. 필요하다면 삶의 자세나 사고방식의 신조를 바꾸는 것이 매우 중요한 일임을 우리도 매일같이 배우고 있다.

✔ 자기 치유력을 높여주는 생활 습관

생활 리듬 | 하루의 리듬, 일주일의 리듬, 계절의 리듬, 1년의 리듬을 의식하는 것이 중요하다. 여러분의 몸도 리듬을 탈 때는 컨디션이 좋을 것이다. 컨디션이 좋지 않을 때를 보면 어떤 리듬이 무너진 것이 계기가 됐을 경우가 많다.

나도 젊은 시절에는 자주 당직을 섰다. 그래도 몸 상태가 나빠지지 않았으며 고통도 그다지 느끼지 않았다. 그런데 40을 넘기고 50을 넘기자 철야로 일하면 이튿날에는 몸이 휘청거린다. 경우에 따라서는 몸살이 날 때도 있다. 생활 리듬이 얼마나 중요한지 몸소 느끼기에는 좋은 방법일지 모르지만, 밤새 술을 마시고 아침에 들어가는 것은 되도록 피하고 있다.

운동·활동 | 사람의 몸은 기본적으로 움직일 것을 가정하고 만들어졌다. 움직이지 않으면 식욕이 저하되고 수면 부족이 되며 기분도 우울해진다. 그렇게 되면 생활 리듬이 무너지고 자기 치유력도 크게 저하된다. 그러므로 낮에는 최대한 몸을 움직이자! 이것이 기본이라고 생각한다. "사람은 움직일 수 있는 동안에는 죽지 않는다"라는 말이 있는데, 옳은 말이라고 생각한다.

다만 몸에 부담을 너무 심하게 주는 운동은 좋지 않다. 특히 40세를 넘으면 격렬한 운동을 했을 때 발생하는 활성산소의 악영향을 무시할 수 없다고도 한다. 또 승패에 집착하는 운동은 사람에 따라서는 스트레스가 될 수도 있으므로 자신의 유형을 파악한 다음에 하는 편이 좋을지 모른다.

그런 의미에서는 느긋하게 혼자서도 할 수 있는 운동이 적당하다. 걷기나 느린 조깅, 수영, 기공(氣功) 체조[5], 요가, 혹은 가벼운 유산소 운동(에어로빅 등) 등 오래 계속할 수 있는 운동이 좋을 것이다.

---

[5] **기공 체조** 동양 전래의 '기(氣)'를 다스리기 위한 정신 수양과 신체 단련을 말한다. 서거나 앉거나 누워서 정적으로 할 수도 있으며, 체조나 무술처럼 걷거나 뛰면서 하는 것 등 종류가 다양하다.

개중에는 "나는 하체가 약해서 운동은 무리야" "피곤해서 운동을 할 여유가 없어"라고 말하는 사람도 있을지 모른다. 그러나 내가 볼 때 이것은 변명에 불과하다. 아니, 인과관계가 잘못됐다고 생각한다. 하체가 약해서 운동을 할 수 없는 것이 아니라 운동을 하지 않으니까 하체가 약한 것이다. 피곤해서 운동을 할 수 없는 것이 아니라 운동을 하지 않으니까 리듬이 무너져서 피곤해지는 것이다.

또 스트레칭 운동도 추천한다. 평소에 잘 움직이지 않는 근육을 늘려서 풀어주면 그 자체로도 기분이 좋지만, 여기에 최근 들어 스트레칭 운동이 '기'의 흐름을 좋게 하는 것이 아니냐고 생각하는 연구자도 늘어나 화제가 되고 있다. 즉 스트레칭 운동은 자기 치유력을 유의미하게 높이는 효과를 기대할 수 있다는 것이다. 게다가 스트레칭 운동은 실내에서도 할 수 있으며, 설령 하체가 조금 약해도 무리 없이 도전할 수 있다.

최근 들어 갑자기 우울증이 증가했다고 한다. 나도 상담을 자주 한다. 그 원인으로는 여러 가지가 거론되고 있으며 사람에 따라 다른 것도 분명하지만, 내가 생각하는 중요한 원인 중 하나는 운동 부족이다. 항우울제나 신경 안정제 등의 처방도 경우에 따라서는 효과가 있을지 모른다. 그러나 가장 효과적인 처방은 몸을 움직이는 것이라고 생각한다. 처음에는 몸을 움직이는 것에 조금 저항감이 있을 수도 있지만, 무리하지 말고 스트레칭 운동부터 시작해 다음에는 복식호흡을 하고, 그다음에는 걷기나 요가, 기공 등을 한다. 그리고 이와 병행해 식습관을 교정하면 웬만한 우울증은 조금씩 개선될 것이다.

다시 한번 말하지만, 운동은 단순히 몸을 움직이기 위해서 하는 것이 아니다. 건강한 수면을 위해서도 꼭 필요하다. 즉 운동(활동)과 수면은 한 세트다. 이 둘이 갖춰질 때 하루의 좋은 리듬이 완성된다. 리듬이 좋아지면 호르몬 균형과 자율 신경의 균형을 유지하고 자기 치유력을 높일 수 있다.

호흡 | 신선한 공기를 몸에 넣는 행위, 즉 호흡은 건강한 몸을 유지하기 위해 꼭 필요하다. 업무 사이사이 등 생각날 때 천천히 심호흡(복식호흡)을 하는 것만으로도 자기 치유력을 높일 수 있다. 이때 신선한 공기를 들이마시기 위해 환기를 확실히 하는 것이 이상적이다. 또 심호흡은 자율 신경의 균형도 잡아준다. 사람의 기분은 호흡 운동과도 확실히 연동된다. 천천히 크게 호흡을 하면 기분이 안정되고 몸이 이완된다. 반대로 얕게 자주 호흡을 하면 기분이 흥분되고 몸이 긴장된다.

심호흡의 방법은 '길고 천천히 숨을 내뱉는 것'이다. 몸속의 공기를 모두 뱉어냈다는 생각이 들 때까지 숨을 내쉰다. 들이마시는 것은 그다지 의식하지 않아도 된다. 자세는 누워 있어도 앉아 있어도 서 있어도 상관없지만, 등을 곧게 편 상태로 입을 가볍게 벌리고 길고 천천히 숨을 내뱉자. 그리고 다음에는 코로 평범하게 숨을 들이마시는데, 배를 불룩 내밀며 들이마신다. 이렇게만 해도 온몸의 피가 돌고 기의 순환이 좋아지며 자율 신경이 개선된다. 매일 30회 이상을 목표로 하면 좋을 것이다.

복식호흡만으로는 부족하다 싶은 사람은 역근공(易筋功)이나 기공, 요가, 좌선, 독경 등을 하면 좋을 것이다.

수면 | 수면을 그저 몸을 쉬기 위한 행동이라고 생각한다면 커다란 오해다. 사실 여러분의 자기 치유력은 자고 있는 동안에 착실히 수복, 강화되고 있다. 따라서 수면 부족, 특히 만성적인 수면 부족은 자기 치유력을 크게 저하시킨다.

적정 수면 시간에는 약간 개인차가 있지만, 7시간을 자는 사람의 사망률이 가장 낮다는 데이터도 있다. 반드시 7시간에 집착할 필요는 없다고 생각하지만, 적어도 이튿날 오전 중에 졸음이 온다면 수면 부족이라고 할 수 있다.

수면에서 주의해야 할 점이 하나 있다. 바로 낮잠이다. 점심 식사를 마치고 오후 2시나 3시경이 되자 점점 눈꺼풀이 무거워지는 경험은 누구나 해봤을 것이다. 이때 억지로 졸음을 참지 않고 잠시 잠에 빠져들면 얼마나 기분이 좋은지! 그러나 눈을 떠도 개운하지 않을 때가 종종 있다. 그도 그럴 것이, 기껏 만들어 놓은 24시간의 리듬이 흐트러지기 때문이다. 20분 정도의 낮잠이라면 그다지 문제가 되지 않지만, 그 이상의 낮잠은 되도록 피하는 편이 좋다. 저녁 수면의 질과 양을 모두 저하시켜 24시간의 좋은 리듬을 손상시키며 자기 치유력을 떨어트리기 때문이다.

기분전환 | 기분을 단번에 바꿔주는 해외여행과 독서, 이 두 가지도 자기 치유력을 높이는 데 크게 기여한다. 이것은 림프구 수의 증가나 암 환자의 예후 추적 조사 등에서도 확인된 사실이다. 해외여행이나 독서는 현재 자신이 있는 시공을 단기간(단시간)에 뛰어넘으며 가치관까지 바꿔준다. 그런 이점을 고려하면 독서는 물론이고 생각하기에 따라서는 여행도 비용 대비 효과가 매우 좋은 방법이라고 생각한다.

　림프구의 수는 그 사람이 받는 감동이나 문화적 충격이 클수록, 즉 사고방식이나 삶의 자세에 변화가 올수록 증가한다. 즉 자기 치유력이 유의미하게 높아진다. 그래서 나는 암 환자는 물론 만성질환이 있는 사람이나 스트레스가 큰 사람에게도 여행이나 독서를 권유하고 있다.

만성적인 질환을 앓고 있는 사람은 잠재적으로 어떤 마음의 문제나 스트레스를 안고 있다고 생각된다. 당사자는 이것을 좀처럼 자각하지 못하지만, 가치관의 변화는 그 깨닫기 힘든 부분을 구체적으로 드러내줄지 모른다. 몸과 마음은 하나이므로 내면의 변화가 신체 환경까지 바꿔주는 것이 아닐까?

여행이나 독서가 몸과 마음에 어떤 긍정적인 효과를 끼치는 것은 틀림없다. 그러니 자기 치유력을 높이는 방법으로써 부담 없이 활용해보면 어떨까?

올바른 자세 | 자세는 매우 중요한 문제임에도 의외로 언급되는 일이 적다. 평소에 그다지 의식하지 못하겠지만, 자세가 자기 치유력에 끼치는 영향력은 매우 크다. 우리는 하루 중 대략 3분의 2에 해당하는 시간을 서 있거나 앉아 있으므로 자세의 좋고 나쁨이 커다란 영향을 끼친다고 해도 이상할 것은 전혀 없다.

많은 사람들의 자세는 서 있을 때나 앉아 있을 때나 움츠려들거나 앞으로 기울어져 있다. 가까운 곳을 보는 일이 많은 현대인에게 피할 수 없는 현상인지도 모른다. 그러나 그런 자세를 계속하면 교감 신경이 우위에 서고 호흡도 짧아지며 온몸의 피의 순환이 저하된다. 그리고 나아가서는 자기 치유력의 저하로 이어진다.

그러므로 되도록 좋은 자세를 의식하며 생각날 때마다 가슴을 펴고, 상반신을 뒤로 젖히고, 하늘을 올려다보는 등의 방법으로 올바른 자세를 취할 것을 권한다.

'건강 마니아'가 오히려 암에 걸릴 수도 있다

앞에서 내가 자기 치유력을 높이는 방법으로 제시한 생활 습관들을 다시 한번 정리해보자.

- 몸의 생활 리듬을 의식한다.
- 몸을 움직이는 활동과 운동을 한다.
- 신선한 공기를 천천히 길게 들이마신다.
- 하루 7시간 잠을 잔다.
- 기분 전환을 하는 계기를 만든다.

● 올바른 자세를 취한다.

이것들 외에도 건강에 좋다고 생각되는 습관은 자신의 생활 속에서 실천해보면 좋을 것이다. 어떤 습관이 가장 좋은지 깊게 고민할 필요는 없다. 자신에게 맞는 습관, 생활 리듬 속에서 무리 없이 실천할 수 있는 습관을 우선적으로 적당히 취사선택하는 정도로 충분하다. 그보다 더 중요한 것은 "NO, WANT, SOSO"임을 다시 한 번 강조한다.

최근 들어 텔레비전의 건강 프로그램이나 건강 정보지 등에서 어떤 건강법을 소개하면 적극적으로 받아들이고 철저히 실천하는 이른바 '건강 마니아'들이 늘어났다. 좋다고 생각하면 신속하게 받아들이는 마음가짐은 매우 훌륭하지만, 주의할 점이 두 가지 있다. 바로 '지나침'과 '의무감'이다. 무엇이든 철저히 하지 않으면 직성이 풀리지 않는다. 일단 결정한 일은 의무로서 반드시 수행한다. 이런 성향은 특히 암 환자에게 많이 나타나는데, 그다지 칭찬할만한 것이 못 된다. 절대로 지나치게 몰두하지 말자! 또 의무적으로 해서도 안 된다! 그보다는 즐기면서 할 수 있는 방법을 궁리해야 한다. 기분이 좋으니까, 마음이 편하니까 계속하는 상태가 건강을 위해서는 가장 바람직하다.

참고로, 건강 마니아가 암에 걸리는 경우가 의외로 많다. 또 내가 받은 인상으로는 채식주의자의 수명이 의외로 짧으며, 운동선수의 수명도 생각보다 짧다. 사족이지만 의사의 수명도 결코 긴 편은 아니다. 역시 "지나침은 모자람만 못하다"는 말은 진리가 아닐까 싶다.

다음의 대화는 그 좋은 예다.

"전 항상 건강에 신경을 쓰고 있습니다. 음식도 좋은 것만 먹고 있고……."

"어떤 음식을 드시나요?"

"현미에 녹즙을 먹습니다!"

"그리고요?"

"네? 그것만 먹는데요. 가끔 단식도 하면서 농약을 쓰지 않고 재배한 현미하고 녹즙만 먹습니다."

이런 한심한 사람이 적지 않다.

또 이런 사람도 있다.

"전 시간이 날 때마다 달립니다. 호놀룰루 마라톤도 매년 참가하고 있고, 지난해에는 철인 삼종 경기에도 도전했습니다. 시간도 해마다 단축되고 있답니다."

이 사람도 자신은 건강에 신경 쓰며 산다고 진심으로 믿고 있다.

물론 현미와 녹즙 자체가 나쁘지는 않다. 둘 다 건강에 좋다고 알려진 음식이다. 운동도 나쁘지 않다. 달리는 것도 건강에 좋다고 알려져 있다. 따라서 건강에 좋은 음식을 많이 먹고 건강에 좋은 운동을 많이 하고 있으니 자기 치유력을 높이고 있다고 굳게 믿어 의심치 않는다.

그러나 사실은 여기부터가 문제다. 아무리 좋은 음식도 그것만 먹어서는 안 된다. 좋은 음식이라 해도 100퍼센트 몸에 좋은 것은 아니며, 바람직하지 않은 물질이나 독소도 조금은 들어 있다. 그래서 여러 종류의 음식을 조합함으로써 부족한 영양소를 보충하고 독소를 상쇄시키는 것이다. 따라서 아무리 좋은 음식이라고 해도 그것만 잔뜩 먹는 것은 현명한 선택이 아니며 오히려 건강에 매우 좋지 않다고 할 수 있다.

다만 한 가지 음식을 계속 먹으면 살이 찌지 않는 것은 분명하다. 영양이 한쪽으로 치우치고 독소가 쌓이므로 당연히 자기 치유력이 손상되고 몸의 컨디션이 떨어지며 체중이 저하된다. 지금도 종종 유행하는, 어떤 한 가지 식품만 먹어 살을 뺀다는 '단품 다이어트'가 그 전형적인 예다. 사과 다이어트, 양배추 다이어트, 바나나 다이어트 등 일일이 열거하기도 힘들 정도다.

지나친 운동 또한 문제다. 관절이나 힘줄을 손상시키는 경우도 있지만, 무엇보다 큰 문제는 활성산소의 대량 방출이다. 마라톤이나 철인 삼종 경기는 자정 가능한 범위를 크게 웃도는 대량의 활성산소를 몸속에 발생시킨다. 아무리 생각해도 몸에 좋을 리가 없다. 다만 인간은 바르고 평탄한 길만 걸으면 따분함을 느끼기 마련이다. 가끔은 몸과 마음에 나쁜 줄 알면서도 굳이 도전해보고 싶어질 때가 있다. 그러나 그런 도전은 '가끔' 해야 함을 유념하는 편이 좋을 것이다. 목숨을 잃는다면 그런 스릴 넘치는 도전도 할 수 없지 않은가?

4장

몸을 위한 음식, 건강을 위한 보조식품

사람의 몸에
100% 좋은 음식은 없다

 어떤 식사가 몸에 좋을까? 이에 관해서도 너무 세세하게 신경을 쓸 필요는 없다. 전통식을 중심으로 먹기만 해도 상당히 개선된다.
 적극적으로 섭취하면 좋은 음식은 채소와 과일, 곡류, 두부, 해조류, 버섯류, 발효 식품이다. 반대로 지방분과 염분, 당분은 최대한 억제하도록 하자. 삼가는 편이 좋은 음식은 가공식품과 레토르트 식품, 튀김이다. 또 육류와 유제품, 도넛, 햄버거, 초콜릿, 캐러멜, 칩스, 아이스크림, 콜라 등도 많이 먹지 않는 편이 몸을 위해 좋다.
 우리의 몸은 먹은 음식에서 영양을 섭취한다. 즉 몸은 음식을 바탕으로 구성된다. 그러므로 무엇을 어떻게 조리해 먹느냐는 매우 중요한 문제다. 음식 재료는 제철인 것, 그 지역에서 난 것이 좋으며, 조리할 때도 백설탕과 포화 지방, 염분은 피하는 편이 좋다. 가공식품은 당연히 좋지 않으며, 외식도 가급적 피하는 편이 좋다. 외식은 일반적으로 조미료를 많이 사용하며, 일반적으로 건강을 우선하며 만들지 않는다. 소고기와 돼지고기, 양고기 등의 동물성 단백질도 물론 피하는 편이 좋은데, 환자들의 검사 결과나 예후 등을 자세히 살펴보면 어류 등은 오히려 적극적으로 섭취하는 편이 좋다는 것을 알 수 있다.

다만 그렇다고는 해도 건강만을 지나치게 생각하는 식생활을 하면 즐거움을 느낄 수 없다. 때로는 몸에 나쁜 줄 알면서도 너무나 먹고 싶은 것이 있기 마련이다. 그럴 때는 먹는 편이 낫다고 생각한다. 매일 습관적으로 먹지만 않으면 된다. 몸에 나쁘다는 이유로 먹고 싶은 음식을 참는 것은 좋은 행동이라고 할 수 없다. 건강에 너무 신경 쓴 나머지 스트레스가 쌓인다면 오히려 자기 치유력을 저하시킬 뿐이다. 중요한 것은 균형이므로 기준을 나름대로 지키면서도 맛있고 즐겁게 먹는 것이 가장 좋지 않을까? 아무리 건강에 신경을 썼다 해도 맛이 없다면 기본적으로는 좋은 식사가 아니다. 이는 암 환자의 식생활을 조사해보면 잘 알 수 있다. 식사 요법을 엄격하게 실시한 사람들이 오히려 예후가 좋지 않다는 조사 결과가 나와 있다.

'맛있어서 또 먹고 싶어져야' 진짜 식사인 것이다.

다만 과식은 좋지 않다. 칼로리 과잉은 활성산소의 발생을 증가시키기 때문이다. 몸속에서 과잉 발생한 활성산소는 자기 치유력을 현저히 저하시킨다. 칼로리에 비해 영양소가 적은 음식은 칼로리 과잉과 영양 부족을 동시에 유발하므로 피하는 편이 좋다. 술과 스낵 과자류, 패스트푸드 등의 가공식품이 그런 음식의 대표라고 할 수 있다.

또한 아무리 몸에 좋은 음식이라 해도 그것만 계속 먹는 것은 결코 몸에 이롭지 않다. 사람의 몸에 100퍼센트 좋은 음식은 없다. 음식에는 저마다 장단점이 있다. 가령 사과나 토마토도 대체로 좋은 음식이지만, 원래 여러분이 먹으라고 맺힌 열매가 아니다. 여러분의 건강을 생각하며 만들어진 음식이 아닌 것이다. 따라서 사람에게는 독이 되는 성분도 조금은 들어 있다. 그러나 여러 가지 음식을 조합해 먹으면 그 나쁜 부분을 서로 상쇄시킬 수 있으므로 많은 종류를 골고루 먹는 것이 매우 중요하다.

✅ 소화 · 흡수 · 배설 과정의 적신호

변비 자체가 몸에 나쁜 것은 아니지만, 만성적인 변비는 소화와 흡수, 배설의 과정이 원활하지 못하다는 명백한 증거다. 이를 개선하기 위해서라도 식생활에 주의하기 바란다. 또 스트레스가 원인이 돼 변비가 만성적이 되는 일도 드물지 않으므로 스트레스가 지나치게 쌓이지 않도록 하는 것도 중요하다.

변비는 장내 환경이나 스트레스 등을 측정하는 중요한 척도 중 하나다. 그러므로 설사약으로 변비를 해결하려는 생각은 큰 잘못이다. 어쩌다 한 번 설사약의 도움을 받는 것은 괜찮지만, 상습적인 설사약 복용은 명백히 나쁜 선택이다. 변비는 사고방식과 생활습관을 바꾸면 반드시 낫는다. 조금 노력을 하더라도 장기적으로 내다보며 치료해나가자.

칼로리와 영양소의 균형을 조절하라

몸무게는 혼자서도 쉽게 확인할 수 있지만 그다지 신경 쓰지 않는 사람이 많은 듯하다. 영양과 칼로리의 균형을 잃은 식사를 일정 기간 계속하면 아무래도 몸무게가 불어난다. 약간의 체중 증감은 크게 신경 쓸 필요가 없지만, 균형 잃은 식사를 계속하는 것은 큰 문제다. 문제가 커지기 전에 식생활을 개선하기 위해서라도 몸무게 확인은 자주 해주기 바란다. 또 체지방률을 측정할 수 있는 체중계를 가지고 있다면 영양과 칼로리의 균형을 간단히 알 수 있으니 체지방도 꼭 확인하기 바란다.

이야기가 나온 김에 영양과 칼로리에 관해 잠시 설명하고 넘어가도록 하겠다. 칼로리와 영양소의 개념이 뒤죽박죽인 사람이 의외로 많기 때문이다. 예를 들어 스낵 과자는 칼로리만 있을 뿐 영양소는 거의 없다. 참고로 스낵 과자처럼 영양소는 제로이고 칼로리만 있는 것을 고에너지 식품(Empty Calorie food)이라고 한다. 반대로 칼로리는 거의 제로에 가깝고 오로지 영양소만 들어 있는 것이 건강보조식품(Supplementary health food)다. 즉 '칼로리는 필요 없고 영양소를 섭취하고 싶다(보충하고 싶다)'라는 목적으로 섭취하는 것이다.

참고로 영양소란 비타민과 미네랄, 피토케미컬, 필수지방산 등을 가리킨다. 이러한 영양소는 몸의 기능, 예를 들어 소화와 흡수, 배설, 해독, 면역 등을 건전하게 유지하는 데 꼭 필요하다.

사람을 비롯한 동물은 원래 배고픈 상태가 일반적이었다. 즉 항상 칼로리가 부족한 상태였다. 그런데 최근 수십 년 사이에 상황이 완전히 달라졌다. 선진국은 칼로리가 항상 과잉인 상태가 되었다. 게다가 전에는 없었던 가공식품이 점차 위세를 떨치면서 지방분과 당분의 비율이 높아지고 칼로리에서 영양소가 차지하는 비율(영양소/칼로리)이 점점 감소했다. 즉 현대사회는 칼로리가 넘쳐나는 반면에 영양소는 섭취하기 어려운 환경인 것이다.

외식이 잦거나 식사에 신경을 쓰지 않으면 거의 확실히 영양소가 부족해진다. 영양을 의식하면서 음식을 섭취해도 최근 들어 음식 재료 자체의 영양소가 감소한 탓도 있어 충분한 영양을 얻기 위해서는 아무래도 칼로리를 과다 섭취하기 쉽다. 그러므로 신선한 채소 주스를 만들어 마실 것을 권한다. 이것이 힘들다면 천연 건강보조식품을 섭취하는 것도 하나의 방법이 될 수 있다.

건강보조식품,
제대로 아는 것부터 시작하자

40세가 넘으면 몸속의 항산화 능력과 장내 면역 능력도 현저히 저하된다. 따라서 멀티 비타민 미네랄과 필수 지방산(오메가3 등), 프로바이오틱스(유산균 등) 등은 섭취해두는 편이 좋을 것이다. 단순히 생존만이 목적이라면 필요 없을지도 모르지만, 건강하게 오래 살고 싶다면 건강보조식품을 섭취하는 것이 효과적이라고 생각한다.

 건강보조식품은 크게 두 종류로 나뉜다. 이 두 종류를 혼동하면 건강보조식품을 섭취해도 효과를 보지 못할 수 있으므로 조금 설명하고 넘어가도록 하겠다.

첫째는 기초 건강보조식품(Base supplementary health food)이다. 기초 건강보조식품은 원래 몸속에 있거나 우리가 평소에 음식을 통해 섭취하는 영양 성분을 건강보조식품으로 만든 것이다. 구체적으로는 비타민과 미네랄, 섬유질, 식물 피토케미컬, 프로바이오틱스 등을 가리키며, 몸속의 기능을 원활히 유지하는 데 꼭 필요한 영양소다. 조금 전문적인 표현을 쓰자면, 생체의 호메오스타시스(항상성)를 지속하고 옵티멀 헬스(최적의 건강 상태)를 유지하기 위해 필요한 기본 영양소다.

둘째는 보조 건강보조식품(Assist supplementary health food)이다. 보조 건강보조식품에는 원래 우리 몸에 그다지 친숙하지 않은 물질이 다수 있다. 그러나 경우에 따라서는 섭취를 통해 어떤 효과를 기대할 수 있다. 아가리쿠스 등을 예로 들 수 있는데, 이런 물질은 영양소가 아니라 어떤 특정한 효과를 기대하고 섭취하는 것이다. 보조 건강보조식품은 기능성 식품이라든가 건강식품이라고 불릴 때도 있지만, 영양소가 아니므로 지속적으로 섭취해야 하는 것은 아니다. 오히려 지속적으로 섭취하면 좋지 않다. 약과 마찬가지로 3~6개월 이내로 기간을 한정해야 한다. 또 보조 건강보조식품을 섭취할 때의 중요한 점은 기초 건강보조식품과 함께 먹는 것이다. 건강보조식품에 관해서 선진국인 미국에서는 기초 건강보조식품을 확실히 섭취하면서 필요에 따라 보조 건강보조식품을 섭취하는 것이 상식으로 정착돼 있다.

　한편 건강보조식품은 천연 제품이 좋다고 알려져 있는데, 그 이유는 무엇일까? 그것은 식물에서 얻은 피토케미컬이라는 물질이 들어 있기 때문이다. 피토케미컬은 비타민 등이 흡수되거나 몸속에서 활동할 때 필요한 미량 성분이다. 식물 영양소라고도 불리며, 실제로 각종 항암 효과와 암 예방 효과가 있다고도 알려져 있다. 피토케미컬의 대부분은 과일이나 채소에 들어 있는데, 토마토의 빨간색을 내는 색소인 리코펜, 옥수수의 노란색을 내는 색소이자 시금치 등에도 들어 있는 루틴, 블루베리의 파란색을 내는 색소인 안토시아닌, 당근의 오렌지색을 내는 색소인 카로틴 등이 대표적이다. 그래서 최근에는 피토케미컬이 들어 있지 않은 건강보조식품은 거의 의미가 없다고 인식되고 있다. 다만 안타깝게도 일본에서는 아직 피토케미컬이라는 말이 널리 알려져 있지 않다. 건강보조식품을 고를 때는 반드시 피토케미컬이 들어 있는 천연 건강보조식품을 선택하기 바란다. 인공 합성된 건강보조식품은 아무리 저렴해도 '백해무익'한 결과를 낳는다.

　통신 판매나 편의점 등에서도 건강보조식품을 판매하는데, 그 대부분은 거의 의미가 없는 것이다. 개중에는 유해한 것까지 있으므로 나는 그다지 복용하지 않는 편이 낫다고 생각한다. 한 달분의 가격이 1,000엔(약 15,000원) 미만인 건강보조식품은 의심해보는 편이 나을지 모른다. 정말 몸에 좋은 건강보조식품을 만들려고 했다면 그 가격에는 팔 수 없을 것이다. 소위 건강 음료나 건강 스낵류도 마찬가지다. '백해(百害)'까지는 아니어도 최소한 '무익(無益)'임은 틀림없다. 그리고 또 한 가지, 건강보조식품은 한 가지만 섭취해서는 그다지 의미가 없다. 섭취하려면 각종 영양소가 전부 들어 있는 멀티 비타민을 선택해야 한다.

건강보조식품은 정도(正道)가 아니라는 보수적인 생각을 가진 사람도 아직 많다. 의사 중에도 그런 사람이 있다. 나는 그들의 생각을 부정하지 않는다. 건강보조식품이 도움이 안 된다고 생각하는 사람은 섭취하지 않고, 도움이 된다고 생각하는 사람은 자신을 위해 섭취하면 그만이다.

잠시 앞에서 언급한 '옵티멀 헬스'라는 키워드를 떠올리기 바란다. '최적의 건강'을 뜻하는 이 말은 요컨대 단순히 생명을 유지하는 데 그치지 않고 자기 치유력을 높여 최고의 상태로 건강을 유지한다는 말이다. 생명을 유지하는 데 필요한 최소한의 양을 소요량이라고 한다. 다만 그 소요량을 만족할 뿐이어서는 최적의 건강과는 거리가 멀다. 건강하게 오래 살기를 바란다면 옵티멀 헬스를 가능케 하는 양이 필요한데, 그 양은 소요량과는 큰 차이가 있다. 가령 비타민C의 소요량은 100밀리그램이지만, 옵티멀 헬스를 실현하려면 적어도 1,000밀리그램은 섭취해야 한다. 즉 소요량만 만족시켜서는 자기 치유력이 높아지지 않는다.

좋은 건강보조식품을
고르는 법을 알아야 한다

앞에서 이미 다루었으므로 중복되는 부분도 있을지 모르지만, 최근 들어 건강보조식품에 대한 기대가 높아졌음에도 올바르게 이해하고 있는 사람이 너무나 적기 때문에 지면을 할애해 건강보조식품을 고르는 법을 설명하고자 한다.

나는 자기 치유력을 유지 혹은 높이기 위해서는 건강보조식품이 꼭 필요하다고 생각한다. 여기에서 말하는 건강보조식품은 기본적으로 기초 건강보조식품이다. 이유는 앞에서도 언급했지만, 옵티멀 헬스를 지향하려면 이른바 보건 당국이 제시한 소요량이나 권장량으로는 부족하기 때문이다. 지금 시중에는 건강보조식품이 셀 수 없을 만큼 많이 나와 있으며, 편의점에서도 살 수 있을 정도다. 물론 이 가운데는 옥석이 혼재하며, 게다가 대부분이 옥이 아닌 석이다. 따라서 좋은 건강보조식품을 고르는 방법을 아는 것이 가장 중요하다.

먼저 멀티 비타민 미네랄과 오메가3를 고르도록 하자. 왜냐하면 한 종류나 두 종류의 영양소만을 섭취해서는 거의 효과를 기대할 수 없기 때문이다. 따라서 먼저 필수 비타민과 미네랄 등이 골고루 들어 있는 멀티 비타민 미네랄과 부족하기 쉬운 필수지방산인 오메가3를 선택하는 것이 핵심이다.

그리고 반드시 천연에서 유래한 건강보조식품, 천연 추출물을 골라야 한다. 이유는 앞에서도 말했듯이 피토케미컬이 들어 있느냐 들어 있지 않느냐가 매우 중요하기 때문이다. 즉 피토케미컬이 들어 있지 않은 것은 의미가 없다. 애초에 우리가 건강보조식품을 섭취하는 목적은 자기 치유력을 높이기 위함이다. 이를 위해서는 비타민과 미네랄은 물론이고 플라보노이드와 카로티노이드 등의 피토케미컬이 꼭 필요하다. 이러한 피토케미컬은 암화(癌化) 세포를 직접 공격한다는 사실도 확인됐으며, 우리의 자기 치유력을 높게 유지하기 위해서도 꼭 필요하다. 원래는 채소나 과일 등의 음식에서 섭취하는 것이지만, 40세가 넘으면 그것만으로는 옵티멀 헬스에 필요한 양을 만족시키지 못한다. 이런 이유에서 건강보조식품에는 피토케미컬이 필수이며, 피토케미컬이 없는 멀티 비타민 미네랄은 의미가 없다.

오메가3는 저온에서 추출한 제품을 고른다. 추출할 때 열이 발생하는 방법은 불포화지방산인 오메가3가 산화될 우려가 있다. 따라서 오염되지 않은 좋은 재료에서 추출한 것은 당연하고 여기에 저온에서 추출한 것을 선택하기 바란다.

그리고 또 한 가지 고려할 점은 가격이다. 너무 싼 것은 피해야 한다. 정말로 몸에 좋은 것을 그렇게 싼 가격에 만들 수 있을 리가 없기 때문이다. 나는 시판되는 건강보조식품에 만족하지 못해 'e-클리닉'을 통해 이상적으로 생각하는 건강보조식품을 직접 고안해 만들고 있다. 그래서 건강보조식품의 제조 비용에 관해 잘 알고 있다. 정말 좋은 건강보조식품은 한 달 분량이 1,000엔 미만인 가격으로는 만들 수 없다. 그렇다면 파격적인 가격으로 판매하는 건강보조식품은 과연 무엇일까? 요컨대 그런 것들은 불량식품이라고 생각하는 편이 자연스럽다.

그렇다면 비쌀수록 좋은 것일까? 이것도 정도의 문제다. 물론 비용 대비 효과를 살펴볼 필요가 있지만, 하루에 필요한 영양소의 양이 확보돼 있는 것이라면 가격이 나름 비쌀 것이다. 한 달분이 수천 엔에서 2만 엔 정도까지 이를 수도 있다. 다만 너무 비싼 것은 역시 폭리를 취하고 있다고 생각하는 편이 좋을지 모른다.

다음으로 중요한 점은 물론 함유량이다. 예를 들어 비타민C는 하루에 2그램 정도, 엽산은 400마이크로그램 정도, 비타민D는 1,000아이유(IU)[6] 정도, 비타민E는 400아이유 정도, 오메가3는 500밀리그램 정도 등 양이 어느 정도 확보돼 있는 것이 아니라면 섭취하는 의미가 없다. 그런데 시판 중인 건강보조식품을 살펴보면 양이 너무 적어 굳이 돈을 내고 사서 먹을 필요가 있는지 의심스러운 것이 대부분이다. 함유량을 신경 쓰지 않고 무작정 산다면 여러분도 호구 손님이 될 뿐이다.

덤으로 한 가지 중요한 점을 더 알려주면, 철분은 되도록 들어 있지 않은 편이 좋다. 철분은 매우 중요한 미네랄이지만, 특수한 경우를 제외하면 특히 40세를 넘긴 후로는 오히려 적은 편이 자기 치유력을 높게 유지할 수 있다고 여겨진다. 그 이유는 쓰고 남은 철분이 종종 활성산소를 대량으로 발생시키기 때문으로 보인다.

사족이지만, 인터넷 쇼핑몰에서 판매되는 건강보조식품은 아주

---

[6] **아이유(IU)** | 비타민량 효과 측정용 국제단위로, 1아이유(IU)를 질량으로 환산할 때 비타민A는 0.3마이크로그램, 비타민C는 50마이크로그램, 비타민D는 0.025마이크로그램, 비타민E는 1밀리그램을 적용해 계산한다.

드물게 좋은 제품이 섞여 있는 경우도 있지만 역시 피하는 편이 좋을지 모른다. 그 이유는 비용 대비 효과가 너무 떨어지기 때문이다.

건강보조식품을 고르는 법에 관해서는 '병의 90퍼센트는 스스로 고칠 수 있다(e-코멘트)'의 홈페이지(http://e-comment.jp)에 설명을 올려놓았다. 관심이 있는 분은 참조하기 바란다.

5장

자기 치유력을 측정하고 점검하는 방법

누구나 자신의 건강도를
스스로 점검해볼 수 있다

자기 치유력을 높인다는 것은 건강도를 높인다는 뜻이다. 그렇다면 이 건강도는 어떻게 측정해야 할까? 자기 치유력을 높이려고 해도 주먹구구식으로 한다면 효율이 떨어지며, 경우에 따라서는 역효과를 부를 수도 있다. 따라서 정기적으로 건강도를 점검할 필요가 있다.

'의사를 찾아가면 건강도를 확인할 수 있지 않을까?'

안타깝지만 일반적인 의사는 확인해주지 못할 것이다.

'혈액검사 같은 것을 받으면 알 수 있지 않을까?'

분명히 혈액검사로 알 수 있는 경우도 있지만, 조금 특수한 시각이 필요하다.

그렇다면 스스로 점검할 방법은 없는 것일까? 그렇지 않다. 조금만 노력하면 누구나 자신의 건강도를 점검할 수 있다. 자신의 몸에 솔직하게 귀를 기울이는 것이다. 참고로 우리가 사용하는 간단한 건강도 점검표를 소개하겠다.

번호	질문	답
1	아침에 개운하게 일어나는가?	☐
2	피로가 남아 있지는 않은가?	☐
3	기력이 있는가?	☐
4	밥맛이 좋은가?	☐
5	변은 원활히 나오는가?	☐
6	활동에 지장은 없는가?	☐
7	타인을 친절하게 대하자고 생각하는가?	☐
8	감사하는 마음이 솟아나는가?	☐
9	잠이 잘 드는가?	☐
10	적정 체중인가?	☐
총계		

이상의 열 가지 질문에 대해 "네"의 수가 8~10개인 사람은 병에 잘 걸리지 않는다고 할 수 있다. 한편 "네"의 수가 7개 이하인 사람은 요주의, 옐로카드라고 생각하면 된다. 자신의 생활습관이나 사고방식을 재고하는 편이 좋을 것이다.

환절기나 저기압일 때, 혹은 격무가 계속될 때 등은 "네"의 수가 적어질 것이다. 그럴 때는 '2주 규칙'을 기억하기 바란다. 위와 같은 경우는 일반적으로 그것을 깨닫고 생활습관을 바꾸면 약 2주, 적어도 3주 이내에 완화될 것이다. 그런데 2주, 3주가 지나도 해소되지 않거나 악화됐다면 조금 주의가 필요하다. 그럴 경우는 깔끔하게 의사의 검사를 받는 편이 좋다. 원래 그럴 때는 가벼운 마음으로 전문가의 의견을 들으면 된다고 생각하지만, 안타깝게도 일본과 같은 의료 환경에서는 어려운 일인지 모른다. 설령 클리닉이나 병원을 찾아가도 의사가 여러분을 진지하게 상대해주지 않을 것이다. 건성으로 대응하거나 '호구 환자'로 만들어버리거나 둘 중 하나일 것이다.

한편 중국에서는 환절기가 되거나 몸 상태가 조금 좋지 않으면 많은 사람이 부담 없이 중의사(중국에는 서양의학을 배운 서의사와 중의학을 배운 중의사가 있다)를 찾아간다. 중의사는 기의 흐름을 읽는다. 맥과 혀, 배를 보면서 증상 등과 조합해 기의 상태, 자기 치유력의 상태를 추측하는 것이다. 이를 통해 자신에게 맞는 생약을 처방받거나 식사 지도, 생활습관 지도 등을 받으면서 정기적으로 자신의 몸 상태를 조정하고 궤도를 수정한다. 진짜 병으로 발전하기 전에 전문가에게 철저히 점검을 받는 것이다. 중국에 갈 때마다 이런 습관이 우리에게도 정착돼야 한다는 생각을 뼈저리게 한다.

무엇인가 오점이 있다고 해서 전부 부정하는 것은 현명한 사고방식이 아니다. 현대 의료계와 보건 당국은 중의학의 좋은 점을 도입하는 데 매우 소극적이다. 그러나 중의학을 도입하면 많은 이들이 커다란 혜택을 누릴 것은 명약관화하다. 왜 해외의 현재 상황을 좀 더 정확히 바라보려 하지 않는지 궁금할 따름이다.

혈액검사를
잘 활용하는 것도 중요하다

혈액검사는 원하면 얼마든지 받을 수 있는데, 이것을 잘 활용하면 좋은 지표가 된다. 그 지표를 읽는 방법을 조금 설명하도록 하겠다.

✓ 혈액검사 결과 읽는 법

림프구 | 먼저 주목해야 할 것은 림프구(LY, LYT)의 수다. 이것을 보면 면역력을 대략적으로 알 수 있다. 림프구는 백혈구의 일종으로,

주로 몸속의 비정상적인 세포(암세포 등)를 찾아내 물리치는 역할을 하기 때문이다. 참고로 백혈구의 또 다른 세력을 과립구라고 한다. 이 과립구는 몸 밖의 비정상적인 세포, 예를 들면 세균이나 바이러스를 물리치는 역할을 한다.

림프구의 수는 1마이크로리터의 혈액에 1,000~3,000개 정도가 일반적인데, 가능하다면 2,000개 이상이 좋다. 또 림프구의 비율과 과립구의 비율이 자율신경 균형의 지표가 된다고 알려져 있다. 참고로 림프구의 비율은 30퍼센트에서 40퍼센트 사이가 바람직하다고 생각된다.

알부민, 헤모글로빈 | 다음은 알부민(ALB)과 헤모글로빈(Hg)의 수치인데, 이것은 영양소 중 하나인 단백질의 과부족을 아는 기준이 된다. 알부민의 수치가 4 이하면 부족한 것이다. 단백질은 몸속의 효소와 항체, 호르몬 등의 전달 물질, 콜라겐 등의 재료가 된다.

또 헤모글로빈도 단백질의 일종인데, 산소를 조직 장기에 운반하는 매우 중요한 역할을 한다. 따라서 알부민이 1데시리터당 4그램 이하이거나 헤모글로빈이 1데시리터당 13그램 이하로 저하되면 자기 치유력이 눈에 띄게 떨어진다.

혈당치 | 공복 시의 혈당치(FBS)도 중요한 기준이 된다. 혈당치가 지나치게 높으면 당뇨병임은 누구나 알고 있겠지만, 그것만으로 해석이 끝나는 것이 아니다. 혈당치가 높다는 말은 인슐린의 수치도 높다는 의미다(인슐린의 수치도 측정할 수 있지만, 일반적이지는 않다). 인슐린의 수치가 높다는 말은 나쁜 세포가 생기고 성장하기 쉬운 환경이라는 뜻이다.

한편 혈당치는 대체로 뇌 내의 세로토닌 생산과 관계가 있다고 생각하는데, 혈당치가 높으면 우울증에 걸리기 쉬우며, 우울증에 걸리면 면역력이 쉽게 저하된다. 즉 악순환에 빠지는 것이다. 그러므로 이런 시각에서 혈당치를 유심히 확인하기 바란다.

C반응성 단백질(CRP), 저밀도 지방 단백질(LDL) | 또한 CRP와 LDL도 중요하다. CRP(기준치는 1데시리터당 0.3밀리그램 이하)는 염증의 지표다. CRP가 높으면 몸속 어딘가에서 염증이 생겼을 가능성이 있다. 일시적인 증상으로 높을 경우는 감기일 가능성도 있지만, 지속적으로 높으면 역시 자기 치유력이 저하되었다고 생각해야 한다.

한편 LDL(기준치는 1데시리터당 140밀리그램 이하)은 여러분도 잘 알고 있겠지만 이른바 악성 콜레스테롤이다. 몸속의 산화 정도라고도 해석할 수 있다. 즉 LDL이 높으면 몸속은 산화 경향에 있다고 생각할 수 있다. 요컨대 자기 치유력이 저하된 상태인 것이다.

마지막으로 가장 중요한 점을 이야기하겠다. 이러한 혈액검사의 수치를 볼 때는 수치 자체보다 변화에 주목하기를 바란다. 수치가 어떤 경향에 있는지를 보는 것이다. 좋아지고 있느냐, 제자리걸음 상태냐, 오히려 악화되고 있느냐가 중요하다. 그러면서 자기 치유력이 저하되고 있지 않은지 빠르게 점검할 수 있다면 매우 바람직할 것이다.

종합검진에서는
변화의 양상을 살펴라

여러분도 정기검진이나 종합검진을 받은 적이 있을 것이다. 다만 검진 따위는 받아도 의미가 없다는 견해도 세계적으로 퍼져 있는 것이 사실이다. 분명히 흉부 엑스레이 검사나 바륨 검사 등은 나도 거의 의미가 없다고 생각한다. 또 신장 측정도 의미가 없으며, 체중 등은 스스로 재면 된다.

그러나 암을 대상으로 한 검진이라면 나름대로 의미가 있다고 생각한다. 폐암은 헬리컬CT, 소화기암은 내시경 검사, 간장·췌장·신장암은 초음파 검사, 전립선암은 종양 표지 검사(PSA), 그리고 유방암은 촉진, 자궁경부암은 세포진 검사로 어느 정도 알아낼 수 있기 때문에 유용성이 높다고 생각한다. 40세가 넘으면 만에 하나를 대비해 1년에 한 번 정도는 받아봐도 좋을 것이다.

다만 앞에서도 말했듯이 흉부 엑스레이나 바륨 검사 등은 피해야 한다고 생각한다. 복부 둘레 측정은 말할 필요도 없다. 복부 둘레를 측정하는 바보 같은 짓을 하는 나라가 일본 말고도 있을까 모르겠다. 잠자코 복부 둘레를 측정받는 일본인의 모습을 볼 때마다 한숨이 나온다.

검사 결과에 일희일비하는 심정도 충분히 이해하지만, 그건 조금 아니라고 생각한다. 분명히 모든 수치가 기준치(정상치) 안에 있으면 그보다 좋을 수는 없다. 그러나 기준치는 건강하다고 상정한 사람의 대부분(95퍼센트)을 아우르는 범위다. 즉 건강한 사람 중에서 5퍼센트는 문제가 없어도 기준치에서 벗어나게 된다. 따라서 검사 항목이 20~30가지나 되면 어떤 항목이 기준치를 벗어나더라도 그것이 곧 몸에 문제가 있다는 의미는 아니다. 오히려 모든 항목이 기준치의 범위 안인 사람이 더 드물지 않을까?

검사에서 가장 중요한 것은 변화를 살피는 것이다. 혈액검사와 마찬가지로 한 차례의 검사에 일희일비하지 말고 지속적인 변화를 살피는 것이 중요하다. 과거 수차례의 경과를 바라보면서 어떻게 변화하고 있는지 살피는 것이다. 개선되고 있는지, 제자리걸음인지, 아니면 악화되고 있는지 파악하는 것이 가장 중요하다. 그렇게 하면 자기 치유력의 변화를 엿볼 수 있다.

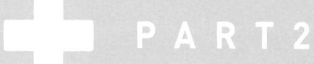 PART 2

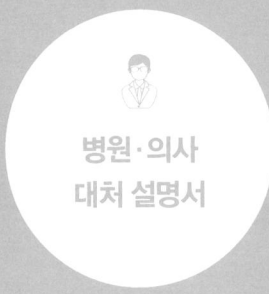

병원·의사
대처 설명서

10%의 진짜 병은 의사와 함께 고친다

1장

'진짜 병'에 걸리면 취해야 하는 것

치료는 협동을 요하는 팀플레이다

앞에서도 말했듯이 진짜 병은 의외로 많지 않다. 그러나 나이를 먹을수록 진짜 병에 걸릴 확률이 높아지는 것은 분명하다.

진짜 병에 걸렸을 때 먼저 취해야 할 가장 중요한 점은 혼자가 되지 않는 것이다. 혼자서 병에 맞서는 것, 혼자서 주치의를 상대하는 것은 매우 무모한 행동이다.

진짜 병을 고친다는 것은 비유를 들자면 높은 히말라야 산을 오르는 일이다. 즉 자기 자신에게도 어느 정도의 기력과 체력, 지식이 필요한 것은 물론이거니와 전문 가이드와 요리사, 짐을 대신 들어주는 셰르파, 통역 등의 스태프도 꼭 필요하다. 혼자서 산을 오르는 것은 너무나도 무모한 행동이다. 그러나 현실에서는 단독 등정에 도전했다가 조난을 당하는 환자가 많다.

먼저 팀을 편성하고 모두와 함께 안전하고 확실하게 공략한다! 이것이 진짜 병에 대처하는 방법이다.

애초에 진짜 병에 대해 주치의(담당의)가 한 명이라는 것이 이상한 이야기다. 아마도 선진국에서는 일본 정도가 그럴 뿐이고, 미국이나 유럽은 물론 한국과 중국에서도 팀 의료가 당연시되고 있다. 중국 등지에도 어지간한 종합병원에는 서양의학이 전문인 서의사와 중국 전통 의학이 전문인 중의사가 있으며, 두 의사가 협력해 환자를 치료한다.

진짜 병은 온몸의 병이다. 어떤 장기 한 곳만의 문제가 아니다. 그러므로 외과의와 방사선의, 내과의, 정신과의 등은 물론 중의나 보완 대체 요법[7]에도 해박한 전문의가 팀을 이뤄 함께 환자를 치료하는 시스템이 꼭 필요하다고 나는 생각한다.

보완 대체 요법에 관해서는 뒤에서 자세히 설명하겠지만, 일본

---

[7] **대체 요법** | 현대 의료의 주류인 서양의학을 제외한 다양한 범위의 건강과 질병에 대한 철학, 접근 방법, 치료법을 가리키는 말로 명상, 요가, 이완요법, 인도의학, 중의학, 동종요법, 약초 및 약물 치료, 식이와 영양 요법 등을 포괄한다. 대체 요법은 의료 제도적으로 병원에서 일반적으로 사용되지 않고 의료 보험이 적용되지 않았으나, 최근 서양의학의 부작용이나 오류 한계를 극복하고 보완하기 위한 치료법으로 세계적 주목을 받고 있다.

에서는 아직 이해가 부족하다. 또 중국은 물론 미국, 유럽에서도 현대 의료의 보완을 위해 중의학을 도입하려 하고 있다.

스위스에서는 2009년 5월 17일에 보완 대체 요법을 국가의 정식 의료로 인정하느냐는 문제를 두고 국민투표가 실시됐는데, 국민의 67퍼센트(약 3분의 2)가 찬성표를 던져 정식 의료로 인정받게 됐다. 스위스 정부가 대중적인 압력에 따라 인정한 대체 요법은 다섯 가지로 동종요법, 약초 요법, 중의학, 인지 의학(특히 암 치료를 위한 미슬토 요법), 신경 요법(중추 신경 근처에 극소 마취제를 주입하는 치료법) 등이다. 스위스 국민들은 이제 대체 요법의 치료나 약처방 등을 받을 때 의료보험을 적용받을 수 있게 됐다.

요컨대 일본 이외의 선진국에서는 이미 현대 의료의 약물 요법, 수술, 방사선 치료 등 3대 치료법만으로는 충분치 않으며 다른 수단도 도입해야 한다는 생각이 정착되고 있다.

한 번 생각해보자. 진짜 병을 주치의 한 명이 3대 치료만으로, 그것도 표준치료의 틀 안에서만 대처한다는 것 자체가 이상하지 않은가?

팀에는 전문의만 필요한 것이 아니다. 팀에 없어서는 안 될 또 하나의 존재는 주위에 있으면서 여러분의 병을 자신의 일처럼 생각하고 정성껏 돌봐줄 사람들이다. 즉 가족과 친구 등이다. 진짜 병을 상대하려면 자신의 기력이나 체력을 충실히 키우고 정보를 어느 정도 수집하며 의사와 의견을 절충해야 한다. 그러나 당사자인 여러분이 그 많은 작업을 혼자서 다하기는 어려우며, 체력적으로나 정신적으로나 스트레스가 너무 크다. 정보를 수집하고 위안을 주며 상담 상대가 돼주고 잡일을 해줄 사람이 필요한 것이다.

결국 여러분의 병이 낫느냐 낫지 못하느냐는 여러분 자신도 물론 중요하지만 여러분의 팀이 가장 큰 열쇠라고 할 수 있다.

또한 진짜 병은 획일적인 표준치료만으로는 충분치 못하다. 병명은 하나라 해도 병은 섬세하며 또 매우 개인적이다. 또 증상은 사람마다 모두 다르게 나타난다. 따라서 설령 같은 병명이라도 개인에 따라 치료법이 미묘하게 다를 수 있는 것이며, 같은 약제를 사용하더라도 당연히 융통성을 발휘해 미세 조정을 해야 하는 것이다.

원래 표준치료의 기준은 "표준치료대로 치료하면 완벽하다"가 아니라 "표준치료를 참고하면서 각 환자에 맞춰 미세 조정을 하시오"다. 그런데 오해하고 있는 것인지 책임을 회피하기 위해서인지는 모르지만 표준치료대로 해야 올바른 치료라고 고지식하게 주장하는 의사도 있으니 주의가 필요하다. 즉 융통성을 전혀 염두에 두지 않는 의사는 피하는 편이 좋다.

이것은 치료 방침을 설명할 때 짐작할 수 있으며, 단도직입으로 물어봐도 괜찮다. 어쨌든 치료가 시작되기 전에 분명히 확인하기 바란다.

미리 '마이 닥터'를 확보해두어라

 팀 의료는 이제 상식이 되고 있지만 아직 갈 길이 멀다. 게다가 모든 병원에서 가능한 일도 아니다. 그렇다면 어떻게 해야 할까? 없으면 직접 만드는 수밖에 없다. 다만 혼자서 만들기는 매우 어렵다. 그래서 필요한 것이 지금부터 이야기할 '마이 닥터'다.

 마이 닥터라는 말을 어딘가에서 들어본 적이 있을 텐데, 요컨대 자신의 개인 의사, 고문의(顧問醫)를 뜻한다. 어렵게 생각할 필요는 없다. 여러분이 친구 같은 느낌으로 부담 없이 본심을 털어놓으며 상담할 수 있는 의사를 확보하라는 뜻이다. 먼저 마이 닥터와 팀을 맺은 다음, 여러분 주변의 팀원은 여러분이 직접 찾고 전문의 팀원은 마이 닥터와 상담하면서 찾아나가는 것이다.

어디까지나 진짜 병에 걸렸을 경우이지만, 아무런 생각도 없이 갑자기 전문의를 찾아가 진찰을 받는 것은 솔직히 말해 무모한 행동이다. 실제로 수많은 암 환자가 생면부지인 의사를 갑자기 찾아가는 바람에 불행한 결과를 맞이하고 있다. 아무런 무장도 없이, 아무런 후방 지원도 없이 갑자기 적진으로 돌격하는 것은 아무리 생각해도 무모하다. 하이킹하는 기분으로 에베레스트 산에 도전하는 꼴이다. 필경 3대 치료, 그것도 표준치료말고는 메뉴에 없는 획일적인 컨베이어 벨트에 올라가 아주 운이 좋아야 치유를 기대할 수 있는 상황에 처하게 될 것이다. 요컨대 무방비 상태로 갑자기 아무런 관계도 없는 의사를 찾아가 진찰을 받는 것은 매우 리스크가 높다는 말이다.

여러분이 전문의와 대등한 위치에서 대화하기는 매우 어렵다. 아무래도 강자와 약자, 상하 관계가 돼버린다. 그래서 전문의와 대등하게 이야기를 나눌 수 있는, 여러분을 지원해줄 의사가 필요한 것이다. 그것이 바로 마이 닥터다. 원래는 여러분 가까이에 있는 개업의가 단골 의사로서 그 사명을 다해야 한다고 생각하지만, 그런 시스템이 제대로 기능하지 못하고 있다. 그렇다면 가벼운 마음으로 본심을 털어놓으며 상담할 수 있는 마이 닥터를 스스로 찾아내는 수밖에 없다.

나는 최근 10년 가까이 수많은 암 환자를 상대해왔다. 그러면서 주치의와 제대로 커뮤니케이션을 하고 있는 사람이 놀랄 만큼 적다는 사실을 깨달았다. 게다가 그 주치의와의 커뮤니케이션 부족이 치료를 크게 방해하고 있었다. '좀 더 인간적인 친교가 형성돼 신뢰 관계가 유지됐다면 치료의 미세 조정도 가능했을 것이고 서로 협력해 치료할 수도 있었을 텐데……'라는 생각에 안타까울 때도 종종 있다. 내가 웹사이트 'e-클리닉'을 만들어 주로 암 환자를 대상으로 한 의료 상담을 시작한 이유는 본심을 털어놓으며 상담할 상대가 없는 환자들에게 최대한 마이 닥터에 가깝게 진심을 담아 상담에 응하고 싶었기 때문이다.

병에 걸려 갑자기 찾아간 전문의와 대등하게 마주하는 것은 도저히 무리다. 누군가 전문의가 지원해주지 않으면 제대로 된 치료조차 받을 수 없는 것이 현실이다. 따라서 가능하다면 미리 마이 닥터를 확보해두는 것이 바람직하다. 병에 걸렸을 때를 대비해 항상 "당신이라면 어떻게 하시겠습니까?"라고 질문할 수 있는 의사를 확보하는 것은 앞으로 매우 중요한 과제일지 모른다. 그렇게 하면 설령 마이 닥터의 전문 분야가 아니더라도 그의 네트워크를 활용해 팀을 맺기에 적합한 전문의를 소개받을 수도 있을 것이다.

　진짜 병에는 의사와 환자의 협동 작업이 필요하며, 그 환자에게 맞도록 미세 조정한 맞춤 치료가 필요하다. 여러분은 이것이 지극히 당연한 일이라고 생각할 것이다. 그러나 이상하게도 모든 의사가 여기에 동의하지는 않는다. 아직 완고한 의사, 좋게 말하면 보수적인 의사도 많은 것이 현실이다. 그러므로 제대로 된 의사 네트워크가 완성되기까지는 조금 더 시간이 걸릴 것이다. 그날이 오기 전까지는 마이 닥터를 확보해놓는 것이 현명하다.

'세컨드 오피니언'도 필요하다

세컨드 오피니언은 주치의와는 다른 의사에게도 의견을 물어보자는 것인데, 이것은 지극히 당연한 일이라고 생각한다. 세컨드 오피니언이 언급되는 병태라면 아마도 진짜 병일 것이며, 지금 주치의가 제안한 치료법이 어쩌면 커다란 부작용이나 후유증을 불러올지도 모르는 미묘한 상황일 것이다. 그런 중요한 상황에서 주치의 한 명의 의견을 무작정 받아들이라는 쪽이 훨씬 이상하지 않은가?

세컨드 오피니언을 구하고 싶다고 주치의에게 말하자마자 "저를 믿지 못하겠다는 겁니까?"라는 반응이 돌아왔다는 이야기를 종종 듣는데, 나로서는 도저히 믿기지가 않는다. 심지어 "저를 믿지 못하겠다면 그만 가십시오"라는 오만하기 이를 데 없는 의사가 실제로 있다는 사실도 슬프기 그지없다. 그런 의사에게는 카운터펀치로 "알겠습니다. 선생님을 믿기로 하겠습니다. 그 대신 제 치료를 100퍼센트 보장해주십시오"라고 말해보면 어떨까? 틀림없이 입을 다물 것이다.

주치의를 믿고 안 믿고의 문제가 아니라, 조금 시간을 두고 여러 의견을 들어보고 싶은 것이 보통 사람의 심정이다. 이것은 논리의 문제가 아니라 마음의 문제다. 나라면 환자가 먼저 "세컨드 오피니언 같은 건 필요 없습니다. 선생님만 믿습니다!"라고 말해도 "그렇게 안이하게 결정하실 일이 아닙니다. 좀 더 다양한 의견을 들어보시는 게 어떻겠습니까?"라고 오히려 세컨드 오피니언을 권할지 모른다. 물론 내 치료 방침에 자신은 있지만 어쩌면 더 좋은 방법이 있을지도 모른다고 생각하기 때문이다. 의료 기술도 하루가 다르게 진보하고 있다. 일개 의사가 그 모든 발전 상황을 실시간으로 파악하기는 불가능하다. 그러므로 침습이 적은 새로운 치료법이 나왔을지도 모르는 일이다.

애초에 주치의 한 명이 그 환자의 모든 것을 진찰하는 방식 자체가 시대착오적이다. 만성질환을 치유로 이끌려면 다양한 전문가가 협동하는 팀 의료가 반드시 필요하다. 수술을 하는 편이 좋을까? 아니, 방사선 치료를 하는 편이 침습이 적지 않을까? 하지만 혈관 내 치료도 가능하지 않을까? 잠시 동안은 약을 처방하고 상태를 지켜봐도 되지 않을까? 그렇다면 중의약과 기공도 권하고, 식사 지도는 이렇게, 정신적인 치료는 이렇게 하자…… 이런 것이 이상적인 치료라고 생각한다. 팀 의료가 일상화되면 세컨드 오피니언의 필요성은 상당히 줄어들 것이 틀림없으며 환자의 심리적 동요도 격감할 것이다.

다시 본론으로 돌아와서, 세컨드 오피니언을 구하는 것은 지극히 당연한 일이라고 생각한다. 만약 세컨드 오피니언을 희망했더니 싫어하는 주치의가 있다면 과감하게 주치의를 바꾸는 편이 상책일지도 모른다. 어떤 의미에서는 주치의의 자질을 파악하는 기준이 될 수도 있을 것이다. 다만 세컨드 오피니언을 구할 경우에는 유념해야 할 것이 몇 가지 있다.

첫째, 주치의와 다른(다르다고 생각되는) 처지의 의사에게 물어봐야 한다. 가령 주치의가 외과의라면 내과의나 방사선 치료의에게 물어보는 식이다. 혹은 주치의와 다른 계열의 병원에(출신 대학이 같으면 아는 사이일 가능성이 있으므로) 가서 물어본다. 또 원래는 3대 치료 이외의 치료법에 해박한 의사에게도 물어봐야 한다.

둘째, 최종적으로는 자신이 판단해야 한다. 물론 마이 닥터가 있으면 이상적이겠지만, 자신의 일처럼 생각해주는 의사의 의견 등도 참고하면서 판단할 필요가 있다. 개중에는 끝없이 세컨드 오피니언을 구하러 다니는 사람도 있기 때문이다. 자신이 원하는 대답을 해줄 의사가 나타날 때까지 찾아다니다가 결국 치료의 호기를 놓치는 안타까운 사례도 있다.

2장

환자와 의사, 서로 지켜야 하는 것들

희망이 없는 시한부 선고는 거짓이다

병의 선고를 계기로 갑자기 병세가 악화되는 사람이 매우 많다. 마인드 컨트롤을 완벽히 하는 사람도 있지만, 선고를 받자마자 자살하는 등의 비극적인 사례도 종종 귀에 들어온다. 그러나 희망이 전혀 없는 상태란 없다. 그러므로 희망이 없는 선고는 거짓이며 범죄다.

사람의 미래는 예언을 한 시점에서 그 방향으로 기울어지며, 그 사람의 심리에 커다란 영향을 끼친다. 말의 영향력은 상상 이상으로 거대하다. 마음이 약한 사람의 경우는 아주 사소한 말 한마디로도 목숨이 왔다 갔다 할 정도다. 희망이 없는 시한부 선고는 특히 잔혹하다. 시한부 선고는 타인의 데이터다. 그것도 서양의학, 즉 3대 치료만을 받은 사람들의 데이터에 불과하다. 자기 치유력을 높이는 방법을 전혀 시도하지 않은 사례가 대부분이다. 우리 동료 중에도 예전에 시한부 선고를 받았지만 잘 살고 있는 암 환자들이 있는데, 그들은 대부분 주치의의 획일적인 말투에 분노를 느꼈다고 증언했다. "이 데이터는 어디까지나 타인의 데이터이므로 여러분에게는 해당하지 않을지도 모른다"든가, "어디까지나 3대 치료만을 받은 사람의 데이터"라든가, 혹은 "자세히는 모르지만 세상에는 3대 치료 이외에도 수많은 치료법이 있다고 들었으니 당신에게 맞는 치료법을 함께 찾아보자"는 등의 희망적인 말을 해주기를 바랐다고 회상했다. 참고로 그들은 일찌감치 주치의와 인연을 끊었기 때문에 데이터에는 물론 실려 있지 않다. 주치의도 그들이 지금 살아 있는지 알지 못하며, 살아 있으리라고는 상상조차 못할 것이다.

어쩌면 주치의는 선고를 해버리면 자신의 마음속에 있는 무거운 짐을 내릴 수 있다고 착각하고 있는지 모른다. 그래서 희망이 없는 선고를 태연하게 할 수 있는 것인지도 모른다. 그러나 선고를 받은 환자는 더 큰 짐을 짊어지게 된다. 요즘은 이런 생각조차 하지 않는 주치의가 너무 많다고 생각한다. 주치의는 병을 선고한 시점에서 환자의 인생을 함께 짊어지고 있는 것이다. 함께 무거운 짐을 짊어지고 환자와 협력하며 꾸준히 짐을 가볍게 줄이는 작업이 치료인 것이다. 따라서 무거운 짐을 짊어질 각오가 없는 사람은 주치의가 될 자격이 없으며 의사가 될 자격조차 없다고 할 수 있다.

✓ 식생활 지도도 진료다

의식동원(醫食同源)이라는 말은 의사에게는 죽은 말이 되었는지도 모르겠다. 대부분의 의사는 식사에 별 관심이 없다. 문진을 할 때 식사에 대해 물어보는 일이 없다는 것이 그 증거다. 또 식사 지도를 하는 의사도 거의 없으며, 이 병원의 식사가 맛있더라는 소문도 거의 들어본 적이 없다. 그러나 우리의 몸은 틀림없이 우리가 먹은 음식을 통해 만들어진다. 달리 말하면, 자신이 먹은 음식으로만 몸을 만들 수 있다. 물론 영양은 식사를 통해 섭취한다. 따라서 병과 식사는 결코 무관하지 않다.

특히 소화기의 병에 걸려서 수술이 끝나고 식사를 재개할 때 주치의에게 뭘 조심해야 하느냐고 물어보면 대개는 "이제 뭘 드셔도 괜찮습니다!"라고 말할 것이다. 나는 이 이야기를 듣는 순간 내 귀를 의심했다. 그러나 수많은 환자가 증언한 사실이다.

"선생님, 어떻게 생각하십니까? 제가 대장암에 걸린 이유는 아무리 생각해봐도 잘못된 식생활 때문인데, 주치의 선생님께서는 또 고기나 유제품을 많이 먹고 영양을 보충하라고 하십니다. 이거 좀 이상하지 않습니까?"

"물론 말도 안 되는 이야기입니다."

"술도 얼마든지 마셔도 된다고 하시더라고요."

"얼마든지요? 조금은 줄이라고 안 그러던가요?"

"얼마든지 마셔도 된다던데요."

이것이 내 의료 상담에서 자주 오가는 대화 내용이다.

꽤 오래 전이기는 하지만 내가 대학에서 공부할 때도 식사와 병의 관계에 대해 배운 기억은 없다. 아마 지금도 가르치지 않을 것 같지만, 설령 배우지는 않았더라도 누구나 아는 상식이 아니냐고 말하고 싶다. 식사와 병은 아무런 관계가 없다고 말하는 의사가 있다면 그것은 의사의 자격 이전에 인간의 자격이 걸린 문제라고 생각하는데, 여러분은 어떻게 생각하는가?

신뢰 관계가
좋은 결과를 만든다

'사전 동의'로 더 많이 알려진 인폼드 컨센트(Informed Consent)[8]는 '의사가 병과 치료 방침에 대해 환자에게 소상히 설명하고 동의를 얻었다'라는 증명이다. 그렇다면 오로지 의사를 위해 존재하는 셈이다. 요컨대 나중에 환자가 의료 방침에 불평하지 못하도록, 소송을 걸지 못하도록 방어선을 확보해놓는 것이다.

애초에 의사가 아닌 일반인이 알아들을 수 있도록 설명하는 것

---

[8] **인폼드 컨센트** | 1950년대 이후 환자의 권리 의식이 높아지면서 환자는 자신에게 가해지는 의료상의 검사와 치료 등에 대해 알 권리가 있기 때문에 의사는 이에 대해 환자가 이해하고 납득하도록 설명할 의무가 있다는 데서 만들어진 절차 및 증명서이다.

자체가 불가능하며, 그래서 실제로는 아무도 소상하게 설명하지 않는다. 같은 의사에게 설명해도 전문 분야가 다르면 '그런가' 정도의 이해밖에 하지 못한다. 하물며 의사가 아닌 환자에게 1시간이나 2시간 동안 열심히 설명한들 거의 이해하지 못할 것이다. 게다가 전부 동의했다는 증거로 "도장을 찍으시오"라고 강요하므로 이만큼 비인도적인 행위는 없을 것이다. 나중에 불평해도 소용없다고 말하는 꼴이다.

인폼드 컨센트 자체는 보험의 약관 정도로 생각하면 되는데, 상대편의 변명거리가 되는 것이므로 듣기 좋은 말은 아니다. 따라서 열심히 귀담아 들어도 그다지 의미는 없다고 생각한다. 다만 중요한 것은 인폼드 컨센트의 내용을 녹음하는 것과 주치의가 적은 메모를 받아두는 것이다. 만약 녹화할 수 있다면 더욱 이상적이다. 이것은 세컨드 오피니언을 구할 때나 마이 닥터와 상담할 때 도움이 된다.

개중에는 녹음 금지라고 말하는 주치의도 있을지 모르지만, 그런 주치의에게는 애초에 좋은 치료법을 기대하기 힘드니 일찌감치 나오는 편이 장기적인 관점에서는 상책일 것이다.

그리고 가장 중요한 점은 "의사 선생님이 제 처지라면 어떻게 하시겠습니까?" "그건 왜 그렇습니까?"라고 반드시 물어보는 것이다. 의사의 눈을 바라보면서 형식적인 이야기나 일반론이 아닌 본심이 무엇인지 물어봐야 한다. 그리고 그 근거까지 확실히 물어보도록 하자.

어쨌든 인폼드 컨센트가 위세를 떨치는 한 의사와 환자는 적대 관계일 수밖에 없을 것이다. 신뢰 관계가 전혀 형성되지 못하는 것이다. 지금은 사소한 것에도 날인을 요구받는다. 의사가 무엇인가 시작하려 하면 노파심에 '도장'을 찍도록 요구한다. 물론 면책을 위해서다. 애초에 면책을 필요로 하는 인간관계에서는 팀을 이뤄 함께 병과 맞서 싸우자는 분위기가 형성될 수 없다. 협동 작업은 도저히 무리인 것이다.

나는 인폼드 컨센트를 정비하기보다 신뢰 관계를 쌓을 방법을 궁리하는 편이 더 현실적이라고 생각한다. 만약 내가 주치의라면 환자에게 "저라면 이러이러한 이유에서 이러이러한 선택을 하겠습니다만"이라고 전제한 다음, "잘 이해가 안 될지도 모르겠습니다만, 치료는 이런 식이고 리스크는 이 정도입니다"라고 설명할 것이다. 그리고 "걱정되는 점이나 불안한 점이 있으면 얼마든지 물어보십시오. 다른 의사에게 물어보셔도 됩니다"라면서 설명한 내용의 자료와 녹화 테이프를 건네줄 것이다.

인폼드 컨센트의 내용은 잘 이해하지 못했지만 긴 시간 동안 주치의와 여러 가지 이야기를 나눌 수 있었고 주치의의 사람됨을 알게 돼 정말 좋았다고 말하는 환자도 있다. 그런 주치의라면 아마도 '명의'가 아닐까? 분명히 좋은 결과를 기대할 수 있을 것이다.

의사와 나눌 대화는
증상과 치료법에 대한 것만은 아니다

 진짜 병은 팀을 이뤄 치료에 임해야 한다고 앞에서 말했다. 당연히 팀워크가 중요하다. 팀 동료들이 서로 솔직하게 대화해야 한다. 겉과 속이 달라서는 치유를 기대하기 어렵다.

 환자가 의사에게 무엇이든 솔직하게 말하는 것이 치유를 향한 첫걸음이다. 진짜 병은 정신적인 측면이 치유를 크게 좌우한다. 환자가 마음속 이야기를 의사에게 솔직하게 털어놓고 이에 공감해 진심으로 대응하는 의사가 곁에 있는, 그런 관계가 치유의 필수 조건이다. 환자의 마음은 매우 섬세하기 때문에 의사가 대수롭지 않게 던진 말 한마디에도 일희일비한다. 본래 의사는 환자에게 활력을 주는 직업이다. 그러나 그런 배려심이 없는 의사도 많은 것이 현실이다.

또 환자 중에는 사실 병이 낫기를 원치 않는 사람도 있다. 물론 의사 앞에서는 하루빨리 낫고 싶다고 말하지만, 병을 고치려고 노력하지 않으며 결과도 좋지 않다. 그래서 진지하게 이야기를 나눠보면 사실은 병에 걸린 상태가 더 좋다고 털어놓을 때도 있다. 주위의 모든 사람들이 친절하게 대해주고 소중하게 생각해주며 일에서도 벗어날 수 있다는 것이다. 그런 속마음은 환자만이 알고 있으며, 형식적인 관계일 때는 의사에게 좀처럼 그런 속마음을 털어놓지 않는다.

한편 의사도 좀처럼 본심을 드러내지 않는다. '사실은 표준치료가 아니라 이런 치료를 하는 편이 훨씬 효과가 좋을 것 같아. 하지만 그랬다가 고소라도 당하면 본전도 못 건지니 그냥 무난한 표준치료나 하자'라는 건설적이지 못한 발상에 사로잡혀 있다. 이래서는 좋은 팀이 될 수 없으며, 따라서 좋은 결과도 얻지 못한다. 환자와 의사가 서로 의심하는 상태에서는 올바른 방향으로 배를 조종할 수 없다.

솔직히 말하면 나는 인폼드 컨센트가 필요 없다고 생각한다. 아무리 친절하고 자세히 설명한다 해도 일반 환자가 치료 방침의 시비를 판단할 수준까지 이해하기는 불가능하다. 그렇다면 무엇을 위한 인폼드 컨센트란 말인가? 신뢰할 수 있는 확실한 팀을 만들 수만 있으면 그다음은 각 전문가에게 맡기면 된다고 생각한다. 하늘에 운명을 맡기듯이, 흐름에 몸을 맡기듯이 그들을 믿으면 된다고 생각한다. 이것이 의료의 바람직한 모습이라고 생각한다. 설령 결과가 좋지 않더라도 어쩔 수 없는 일이라고 생각할 수 있는 그런 신뢰가 두터운 팀을 만드는 것이 인폼드 컨센트나 세컨드 오피니언보다 더 중요한 일이 아닐까?

✔ 환자가 의사에게 고마움을 표현하는 커뮤니케이션

환자에게 감사를 받는 것은 참으로 기쁜 일이다. 건강해져서 퇴원하는 환자에게 고맙다는 인사를 받는 것은 의사에게 가장 큰 행복이 아닐까? 이때 환자가 작은 과자 선물 등을 준다 해도 전혀 부자연스럽지 않으며, 나는 고마운 마음으로 받는다. 그런 상황에서 과자 선물 등을 거절하면 환자에게 불쾌감을 줄 수 있으며, 모처럼의 호의를 무시하는 일이 아닐까? 이와 같은 사례(謝禮)는 비단 의료 현장에만 국한된 것이 아니라 일반적으로 널리 퍼져 있는 일종의 커뮤니케이션 도구라고 생각한다. 참고로 이런 유형의 사례를 '순수형'이라고 부른다. 그런데 이 순수형의 사례까지 거부하는 병원도 있다고 하니 놀랄 따름이다. 이런 사회 통념까지 획일적으로 부정하고, 또 어느 곳에서는 환자를 '환자님'이라고 부르는 등, 평범한 마음, 평범한 머리는 어디로 사라졌느냐는 생각이 안 들 수가 없다.

의사에게 어떻게 사례하면 좋겠느냐는 질문을 종종 받는데, 그럴 때 나는 "그냥 평범하게 하면 되지 않겠습니까?"라고 대답한다. 그러나 최근 들어서는 내가 말하는 '평범'의 의미가 제대로 전달되고 있지 않는 것 같아 문득 불안해질 때가 있다. 평범하지 않은 사례를 '뇌물형'이라고 부른다. 뭔가 떳떳하지 못한 마음, 다른 속마음이 담겨 있는 사례라고 해서 이렇게 부르는데, 매우 적절한 명칭이다. 이런 유형의 사례는 금액이 조금 크다는 특징이 있다. 또 일반적으로 치료 전에 남몰래 전달한다. 그러나 이 유형의 사례는 가능하면 하지 않는 편이 현명하다. 감사의 마음을 나타내고 싶다면 '순수형' 사례로 충분하며, 이쪽이 훨씬 자연스럽다. 뇌물형 사례가 좋지 않은 데는 커다란 이유가 있다. 의사와 환자의 커뮤니케이션을 방해하기 때문이다. 애초에 동기가 순수하지 못하므로 사례를 한다고 해서 친밀감이 커질 리가 없다. 제대로 된 의사라면 부담감도 커질 것이다. 결코 치료에 도움이 되지 않으며, 오히려 환자와 의사의 사이를 멀어지게 만든다.

참고로 금액이 문제가 아니냐고 오해하는 사람도 있는데, 그렇지는 않다. 어디까지나 유형이 문제다. 물론 사례는 마음의 문제이므로 해도 그만 안 해도 그만이다. 다만 사례를 한다면 순수형으로 해야 하며, 그렇다면 금액의 크고 작음은 그다지 문제가 되지 않는다고 생각한다.

3장

내 몸을 살리는 좋은 의사 판별법

표준치료대로만 하는 의사는
진짜 의사가 될 수 없다

나는 최근 10여 년 동안 암 환자를 상대로 의료 상담을 하고 있다. 마이 닥터를 찾지 못한 사람들에게 하다못해 본심을 털어놓을 수 있는 의사가 있다면 조금은 도움이 되지 않을까 생각해서다. 그동안 수많은 환자와 상담을 했는데, 개중에는 암에 관한 상담 외에 주치의에 대한 불만이나 울분을 터트리는 사람도 많았다. 불만의 대상이 된 의사 중에는 나도 잘 아는 친구나 선배, 후배들도 많다. 나는 그들을 잘 알고 있기에 처음에는 환자들의 피해 의식이 너무 큰 것이 아니냐며 대수롭지 않게 생각했다. 내가 아는 그들과 환자가 이야기하는 그들 사이에는 너무나도 큰 간극이 있었기 때문이다. 마치 동명이인의 이야기가 아닌가 싶을 만큼 커다란 괴리를 느꼈다. 분명히 피해자 의식이 지나치게 큰 환자도 많다. 인간관계는 단순한 착각이나 사소한 오해에도 크게 흔들린다. 나도 약 20년 전에는 흰 가운을 입고 병원에서 근무했기 때문에 커뮤니케이션이 제대로 되지 않는다는 딜레마를 어렵지 않게 상상할 수 있다. 내가 병원을 나온 이유도 흰 가운을 입고 있으면 진짜 의사는 될 수 없는 것이 아닐까 하는 느낌을 받았기 때문이었다. 흰 가운을 입은 채로는 아무래도 의사와 환자의 관계를 벗어나지 못하기 때문에 커뮤니케이션이 어렵다.

8년쯤 전의 어느 날, 주치의가 내 선배라는 어떤 환자가 상담을 하러 나를 찾아왔다. 그런데 그 환자는 처음부터 의료 상담은 뒷전이고 줄곧 선배의 험담만 늘어놓았다. 나는 흰 가운을 입은 선배가 어떤 사람인지는 잘 모르지만, 사복을 입은 선배는 존경할 만한 훌륭한 사람임을 잘 알고 있었다. 그러나 환자는 처음부터 끝까지 선배의 험담만 계속하다가 1시간 후에 기분이 후련해졌다며 돌아갔다. 험담의 내용은 전부 사소한 것들로, 받아들이기에 따라서는 얼마든지 다른 해석이 가능했기 때문에 나는 굳이 가타부타 말을 하지 않았다. 다만 그 환자가 선배를 좋게 생각하지 않는 것은 분명했으므로 선배에게 험담 부분은 쏙 빼고 환자가 내게 의료 상담을 왔는데 의료 방침 문제로 고민하고 있더라고만 넌지시 알렸다. 내가 취한 조치는 단지 그것뿐이다. 그런데 놀랍게도 그후 선배와 환자 사이의 골이 빠르게 메워져 치료가 원활해졌다고 양쪽에서 연락이 왔다.

그 선배는 참 좋은 사람이지만 조금 무뚝뚝한 면이 있었다. 환자 역시 좋은 사람이지만 자신의 생각만이 옳다고 믿는 경향이 조금 강했다. 그런 두 사람이 갑자기 병원에서 의사와 환자라는 처지로 만난다면 커뮤니케이션이 제대로 되지 못해 서로 마음을 열고 대화하기까지 상당한 시간이 걸리리라는 것은 상상하기 어렵지 않다. 보통은 그전에 표준치료만을 받다가 원치 않는 결과를 맞이하지 않을까?

참고로 이 환자는 선배가 3대 치료에도 조금 유통성을 발휘하고 3대 치료 이외의 치료를 받는 것도 눈감아줌으로써 맞춤 치료를 받을 수 있었다.

본래 의사는 맞춤 치료를 원한다. 그러나 표준치료의 속박이 너무 강해 좀처럼 자신의 생각대로 치료하지 못하는 것이다. 요컨대 이것은 엄연한 시스템 에러다. 그리고 흰 가운을 입고 있는 한은 시스템 에러를 피할 수 없다. 따라서 흰 가운을 입고 있는 한은 진짜 의사가 될 수 없다.

　매뉴얼대로만 실시하는 표준치료는 의사가 아니어도 할 수 있다. 그런 표준치료에서 보람을 느끼는 의사가 있다면 그 사람은 의사로서 적합하지 않다고 생각한다.

환자에게 냉담한 의사는
환자의 마음을 알지 못한다

흰 가운 차림의 의사에게 친근감이나 편안함을 느끼는 사람은 거의 없을 것이다. 흰 가운을 몸에 걸친 의사는 자기도 모르는 사이에 뭔가 무기질적이고 다가가기 힘든 분위기를 풍기기 때문인지도 모른다. 의사인 나조차 그렇게 느낄 정도니 의사가 아닌 사람은 그런 느낌이 더 심하지 않을까 싶다.

본인은 자각하지 못할지 모르지만, 흰 가운을 몸에 걸친 의사에게서는 경계선을 긋고 환자를 대하는 듯한 냉담함이 어딘가 모르게 느껴진다. 환자를 반갑게 맞이하며 열린 마음으로 대하려고 노력하는 의사도 없지는 않지만 아주 드문 존재라고 생각한다. 오히려 위에서 내려다보는 듯한 시선으로 환자를 대하는 의사가 많은 것이 현실이지 않을까? 약자의 처지인 환자가 의사의 눈치를 살피면서 애처로울 정도로 말과 행동을 조심하는 모습도 결코 드문 광경이 아니다.

 애초에 의사는 대부분 자부심이 강하고 자신이 엘리트라고 생각하는 경향이 있다. 이렇게 말하는 나도 예외는 아니었다. 적어도 20여 년 전에 악성 뇌종양(암) 환자를 담당하기 전까지는…… 내가 담당한 불쌍한 환자들이 대부분 아무런 망설임이나 의심 없이 내 치료 방침(표준치료)을 순순히 따랐다가 불행한 운명을 맞이하는 모습을 나는 속수무책으로 지켜볼 수밖에 없었다. 그때 환자들에게 느꼈던 죄송한 마음은 평생 씻을 수 없을 것이다. 그것은 그때까지 내가 가지고 있던 자부심과 엘리트 의식을 단숨에 날려버리기에 충분했다. 다만 나같이 마음이 유약한 의사는 오히려 소수파인 듯하다. 눈앞에 시체가 산처럼 쌓여 있어도 전혀 마음이 약해지지 않는 낙천적이고 강인한 의사가 많은 것도 사실이다.

 어쨌든, 흰 가운을 몸에 걸친 의사 중에 오만하고 독선적인 사람이 많은 것은 사실이다. 자신감 과잉이라고 하면 좋게 들릴지도 모르지만, 남의 의견을 듣지 않는 사람이 많음은 분명하다. 따라서 세상의 상식이 통용되지 않는 방약무인한 의사가 있다고 해도 전혀 이상한 일이 아니다. 사회인으로서는 '아무 짝에도 쓸모없는' 양반이 너무 많다고 뒤에서 수군거리는 것도 이해가 된다. 게다가 다행인지 불행인지 의사의 세계는 속세와 격리된 일종의 독특한 조직 집단이다. 그 특수하고 특이한 조직이 사람의 생사에 직접 관여하는 기능을 지닌 유일한 집단이라는 믿음도 작용해 한층 다가가기 어려운 존재가 돼버리는 것이다. 그러나 그 속을 들여다보면 사실은 별것도 없는, 그저 벌거벗은 임금님의 집단에 불과하다.

따라서 그런 이질적인 세계에 있는 의사라는 존재는 솔직히 말해 굉장히 다루기 어려운 사람들이다. 예를 들어 의사는 자신의 의견이나 의향에 대한 비판이나 도전에 굉장히 약하다. 자신의 의견이나 의향을 타인도 당연히 따를 것이라고 믿는 경향이 있다. 요컨대 환자가 자신의 치료 방침을 거부하는 것은 상상도 하지 못한다. 그만큼 그들의 체질은 독선적이다. 아무리 '상담'이라고 그럴듯하게 포장해도, 아무리 말투가 '정중'해도, 의사가 환자에게 치료 방침을 말할 때 그것은 기본적으로 '명령'인 것이다. 따라서 환자의 대답은 "네" 이외에는 있을 수 없다고 생각한다. 만에 하나 기대대로 "네"라는 대답이 돌아오지 않으면 갑자기 기분이 상하는 아이 같은 모습을 보인다. 믿을 수 없을 만큼 어른스럽지 못한 의사가 많다는 사실은 여러분도 잘 알고 있을 것이다. 애초에 의사는 의사 이외의 사람에게 "아니요"라는 대답을 듣는 데 익숙하지 않다. 즉, 의사를 상대하는 것은 '위험물'을 다루는 일과 같다. 약간의 요령과 비결이 필요한 것이다.

여기까지 읽고 나를 의사의 험담만 하는 자학적인 의사로 생각할지 모르지만, 안심하기 바란다. 나는 자학적인 취미는 전혀 없으며 험담만 해서는 건설적인 의견을 낳지 못함도 잘 알고 있다.

사실 의사도 흰 가운을 벗으면 소심하고 마음씨 좋은 사람이 많다. 인간은 대부분 제복(권위 또는 권력)을 입으면 사람이 달라진다. 그것은 나를 포함해 여러분도 마찬가지일 것이다. 어쩌면 흰 가운(제복)이나 의사라는 틀이 지킬 박사를 하이드로 바꾸는 것인지도 모른다. 흰 가운을 입은 의사는 어째서인지 약자에게 강하고 강자에게 약해진다. 그러나 사복을 입은 의사는 의외로 강자에게 강하고 약자에게 약한(상냥한) 성향이 있다는 것이 내 느낌이다.

또한 의사의 대부분은 성실하고 열심히 공부하며 호기심과 발전 욕구가 왕성하고 책임감이 강한 것도 특징이다. 일본 정부가 이렇게까지 아무런 대책도 없이 손을 놓고 있음에도 현재의 일본 의료가 아직 그 나름대로 기능하고 있는 것은 마음씨 좋고 소심한 의사들의 자기희생이 있기에 가능한 일이다. 그들 없이 지금의 일본 의료는 있을 수 없다. 현대 의료 시스템은 이미 오래 전에 붕괴됐기 때문이다. 이 점은 여러분이 꼭 이해해줬으면 한다.

　의사를 지향하는 사람의 마음속에 약자를 구하고 싶다는 순수한 마음이 자리하고 있음은 분명하다. 약자를 구하는, 약자를 구할 수 있는 그런 자신이 기쁘기도 하고 자랑스럽다. 그런 자신의 모습을 좋아한다는 것이 의사 대부분의 공통된 심정이 아닐까? 다만 의사는 경직된 조직에 소속되고 여기에 흰 가운(제복)까지 걸치면 많은 제한과 제약을 받게 되며, 애초에 고지식한 면도 있어서 융통성을 잘 발휘하지 못하는 것인지 모른다. 진짜 자신을 잘 표현하지 못하는 것이다. 경직된 직장을 벗어나 흰 가운을 벗어 던지고 한 개인으로 돌아가면 속박도 장애물도 사라져 진정한 의미의 의사가 될 수 있지 않을까? 나는 그런 진짜 의사의 모습을 이끌어내는 것도 환자의 실력이 아닐까 생각한다. 나는 사복 차림의 의사를 많이 알고 있다. 그들도 제법 쓸만한 인재들이다. 의사에 대한 불신감이 강해지는 요즘, 의사와 환자의 골은 계속 깊어질 뿐이다. 그러나 사복을 입은 의사와 좋은 관계를 만들면 이 또한 매우 귀중한 재산이 됨은 사실이다.

　결국 의사를 효과적으로 활용할 수 있느냐 없느냐는 우리의 지혜에 달려 있다. 평생 의사와 인연이 없는 삶을 살 수 있다면 그보다 좋을 수는 없겠지만, 현실적으로는 거의 불가능하다. 살다보면 본인의 의지와는 상관없이 의사를 상대해야 하는 순간도 찾아올 것이다. 따라서 조금이라도 의사를 다루는 방법을 알아두는 편이 상책임은 틀림없다. 환자가 의사를 잘 다루지 못하는 것은 환자와 의사에게 모두 불행한 일이다. 의사라는 훌륭한 사회적 공통 자본을 활용하지 못한다면 너무나 아까운 일이 아닐까?

✔ 의사에 대한 고정관념에서 벗어나기

이상론은 잠시 접어놓기로 하고, 현실을 감안하면 의사 한 명에게 생명의 모든 것을 맡기는 자세는 상황을 압도적으로 불리하게 만들 뿐이다. 승산이 거의 없는 도박을 하는 꼴이다. 오히려 의사는 활용하는 존재라고 생각을 전환할 필요가 있다.

 이 생각에 적응하지 못하는 사람도 많을 것이다. 특히 나이가 드신 분들에게는 받아들이기 힘든 생각일지도 모른다. 그러나 지금은 옛날과 달리 병의 양상이 복잡해졌다. 옛날에는 감염증이 맹위를 떨쳤다. 병의 원인은 대부분 병원균으로 매우 단순했다. 물론 환자의 영양 문제도 컸겠지만, 원인이 단순했기에 특효약이나 특효 치료법을 떠올리기 쉬웠을 것이다. 그러므로 의사와 약에 의지한다는 생각도 꼭 틀렸다고는 할 수 없을지 모른다. 그러나 지금은 병의 대부분이 만성질환이다. 원인은 한 가지가 아니다. 따라서 치료 방법도 한 가지가 아니다. 이 말은 전문의 한 명만으로는 부족하다는 의미다.

환자가 낮은 자세로 주치의에게 의견을 묻고 그것을 따르는 방식은 이미 과거의 유물이다. 아니, 정확히 말하면 오히려 위험한 발상이라고 해야 할지도 모르겠다. 주치의에게 의리를 지켜야 한다거나 다른 의사를 찾아가는 것은 실례라는 생각은 옛날이면 몰라도 팀 의료를 이상적으로 여기는 현대에는 자신의 목숨을 위험에 빠트릴 뿐이다.

주저 말고 좋은 의사를 선택해 자신을 위해 활용하자. 의사는 환자의 병이 낫기만 한다면 그것으로 만족한다.

명의라 불리는 모든 의사가
훌륭한 의사는 아니다

자신을 희생하더라도 오로지 환자만을 생각하는 마음씨 좋은 의사도 분명 있다. 그러나 그런 기특한 의사는 좀처럼 살아남을 수 없는 것이 슬픈 현실이다. 지금의 의료는 박리다매다. 따라서 환자의 수가 일정 수준이 되지 않으면 생계를 꾸려나갈 수 없으며, 검사와 투약도 어느 정도 하지 않으면 생업을 유지할 수 없다. 하물며 그런 좋은 의사가 세상에서 말하는 성공한 의사가 될 수 있을 리도 없다. 따라서 그런 의사를 발견하기는 좀처럼 쉽지 않다. 그러나 많은 사람이 명의를 원한다. 그래서 서점에서는 명의 소개 책이 팔리고, 잡지에는 명의 순위 등이 등장하는 것이다. 명의 소개 책에 위에서 언급한 이상적인 의사가 있을 확률은 거의 없지만, 여러분의 커다란 기대가 있기에 그런 책이 나오는 것인지도 모른다.

어떤 선배가 있었다. 정말 좋은 의사였다. 환자가 부르면 24시간 달려가 왕진을 하고, 약의 미세 조정은 일상다반사이며, 보험 적용이 되든 안 되든 자비를 털어서라도 필요한 치료를 하는 정말 훌륭한 의사였다. 공부도 열심히 해서 서양의학뿐만 아니라 인도의 전통 의학인 아유르베다와 중의학에도 해박했으며, 환자에게 필요하다고 판단하면 여러 가지 치료법을 시도하는 유연한 사고방식을 갖춘 의사였다. 그러나 모난 정은 돌을 맞는 법이다. 언제부터인가 근처의 의사들이 '저 의사는 사이비 치료를 한다'며 중상모략했고, 일본 의사회도 여기에 편승해 선배를 괴롭혔다. 결국 그 선배는 병원 문을 닫을 수밖에 없었다.

"모두에게 똑같은 치료를! 이것이 국민의료보험 제도의 본질입니다!"

의사회는 이렇게 주장한다. 그런데 조금 이상하다고 생각하지 않는가? 다름을 인정하지 않는 일본은 진짜 명의가 성장할 수 있는 토양이 아닌지도 모른다. 좋든 나쁘든 특수한 치료는 원칙적으로 금기시된다. 국민보험 제도 아래서 의료비는 국정 요금이므로 같은 치료, 같은 규격이어야 한다는 것이 일본 의사회의 주장이겠지만, 이것은 본말전도다. 가령 좋은 치료법을 개발해서 좋은 결과를 얻었다고 가정해보자. 그러면 반드시 시기와 질투의 표적이 된다. 병이 낫지 않는 기존의 방법으로 대처해온 의사들이 돈을 벌지 못하기 때문이다. 그리고 결국은 망한다. 그렇게 되면 표준치료에서 벗어나는 독특하지만 좋은 치료 방법은 좀처럼 확산되지 못하며, 무난한 치료법만이 표준이 되어 살아남는다. 이런 이유도 있어서 진짜 명의는 어떤 의미에서 은둔자나 마찬가지다. 어느 정도는 입소문이 퍼지지만 그 이상은 퍼지지 않는다. 아니, 퍼지지 못한다. 그러나 세상에는 훌륭한 의사가 분명히 있다.

참고로 세상에서 '명의'라고 부르는 의사는 세 종류가 있다. 하나는 지금까지 이야기했듯이 환자를 생각하는 진짜 명의, 나머지 둘은 다음에 설명할 '슈퍼 닥터'와 명의 소개 책에 등장하는 명의다.

✔ 진짜 명의와 '슈퍼 닥터'의 차이점

'슈퍼 닥터'는 특수한 기능을 지닌 의사라고 말하는 편이 이해가 빠를 것이다. 빠르고 정확하게 수술을 할 수 있다든가 어려운 부위의 수술을 잘하는 등 특수한 기능을 갖춘 의사를 가리킨다. 따라서 '슈퍼 닥터=명의'일 수도 있으나 둘이 반드시 일치하지는 않는다. 그런데 언론 등에서는 이 슈퍼 닥터만이 명의인 것처럼 선전하는 경향이 있어서 오해를 낳고 있다. 나는 '슈퍼 닥터=명의'라는 이미지가 정착되는 것은 그다지 바람직한 일이 아니라고 생각한다. 정확한 정의가 아니며, 진짜 명의는 다른 곳에 있기 때문이다. 그러나 환자들은 이 점을 오해하고 있다.

참고로 한 가지 예를 들어보겠다. 양성 질환의 경우는 분명히 수술이 성공하면 병이 나으므로 슈퍼 닥터나 신의 손을 가진 의사는 명의라고 해도 무방할 것이다. 특히 그들의 수술 솜씨는 매우 훌륭하며, 장인의 영역에 도달했다고 해도 과언이 아니다. 그러나 악성 종양(암)의 경우는 수술이 성공했다고 해서 반드시 병이 낫는 것은 아니다. 대부분의 경우 수술은 시작에 불과하며 진짜 싸움은 그때부터다. 그리고 명의가 필요한 쪽은 오히려 이 악성질환이다. 양성 질환을 치료하는 것도 물론 훌륭하지만, 에너지를 더 쏟아야 할 것은 악성 종양(암)이나 척수 소뇌 변성증 등의 난치성 질환이다. 그러므로 언론 등도 적용 범위와 한계를 정확히 알릴 필요가 있다고 생각한다. 그러지 않으면 악성질환도 슈퍼 닥터들이 고칠 수 있다는 오해를 낳기 때문이다.

✔ 의사와 병원 순위, 믿지 말아야 하는 이유

명의를 소개하는 책에 등장하는 명의는 대부분 명의와는 거리가 먼 의사라고 생각한다. 그들이 유명한 의사 혹은 교수나 큰 병원의 원장급 의사임은 인정하지만, 그들을 명의로 소개하는 것이 환자를 위해 좋은 일이냐 하는 데는 의문이 남는다. 그들을 진심으로 명의라고 믿는 사람이 생긴다면 그것은 역시 사회 문제다.

서열 매기기나 줄 세우기를 좋아하는 것은 인간의 본성인지도 모른다. 그 순위에 올라간 사람이나 순위를 보는 사람이나 모두 반쯤 농담이라고 생각하면서 본다면 아무런 문제도 없지만, 양쪽 모두 진지하게 받아들이면 문제가 복잡해진다. 명의 순위나 병원 순위를 믿고 그 병원을 찾아갔다가 기대에 크게 어긋나자 의기소침해서 내게 상담을 하러 오는 사람도 적지 않다. 왜 그런 기사를 진심으로 받아들였느냐고 말하고 싶어지지만, 지푸라기라도 잡고 싶은 심정의 사람들에게는 복음처럼 보였을지도 모른다.

어쨌든, 누가 어떤 근거로 선정했는지 모호한 순위는 가볍게 무시하는 것이 최고다. 안 그러면 신이 난 출판사가 그런 책을 계속 내놓아 희생자가 계속 늘어날 뿐이다.

✔ 병원이나 의사에 대한 객관적 평가 찾기

병원이나 의사의 평판에 관해 동업자의 의견은 그다지 도움이 되지 않는다. 의사는 다른 의사를 후하게 평가하는 경우가 많기 때문이다. 물론 명의를 소개하는 책 등은 신뢰할 수 없다. 그렇다면 어떤 방법으로 평판을 알 수 있을까? 미국 등에는 거의 모든 주에 제3자 기관이 있어서 병원과 의사를 엄정하게 평가하지만, 일본은 제3자 기관이 있기는 해도 거의 제 기능을 하지 못한다. 이런 상황에서는 그 시설에서 그 의사에게 치료를 받았던 사람에게 평가를 묻는 것이 가장 좋은 방법이라고 생각한다. 암 치료의 경우는 암 생환자들의 평가가 매우 도움이 된다. 데이터가 많을수록 신빙성이 높아지므로 환자의 네트워크는 매우 유용한 평가 기관이 될 수 있다고 생각한다.

나는 환자가 병원이나 의사를 평가하는 것을 당연한 일이라고 생각하며 공개적으로 해야 한다고 본다. 환자에게도 똑같은 진료 카드를 발행해주고 수술이나 치료 모습은 DVD 등에 담는 등, 기본적으로는 전부 개방적으로 해야 한다고 생각한다. 그렇게 하면 동업자도 객관적으로 평가할 수 있으며, 그것이 공정한 방법이 아닐까?

  또한 그 시설의 직원, 그 의사의 밑에 있는 스태프와 접촉할 수 있으면 그들의 이야기를 듣는 것도 한 가지 방법이 될 수 있다. 직원이나 스태프가 그 병원이나 의사를 좋게 말하지 않는다면 당연히 고려 대상에서 제외한다. 좋은 평판은 틀릴 때도 있지만 나쁜 평판은 거의 틀리지 않는다.

좋은 의사를 판단하는 기준은 좋은 사람의 기준과 같다

"어떤 기준으로 의사를 선택해야 합니까?"

많은 사람이 내게 이런 질문을 한다. 그만큼 많은 사람이 궁금해 한다는 의미일 것이다. 그러나 나는 '좋은 의사인가, 나쁜 의사인가?'를 구분하는 특별한 관점은 필요 없다고 본다. 그냥 '좋은 사람인가, 나쁜 사람인가?'를 보면 된다. 굳이 말하자면 여러분과 마음이 맞는 의사, 여러분을 진심으로 치료해주려 하는 의사가 좋은 의사일 것이다. 조금 김이 빠지는 대답이었을지도 모르지만, 인간적으로 훌륭한 의사는 역시 의사로서도 훌륭하다. 물론 반대도 마찬가지다. 그리고 의사의 본질은 환자에게 활기를 주고 자기 치유력을 활성화시켜 치유로 이끄는 것이다.

다시 한번 말하지만, 의사는 여러분과 팀을 맺어 서로 협동하면서 여러분의 병을 고친다. 그러므로 무엇보다도 마음이 맞느냐 맞지 않느냐가 중요하다고 생각한다. 첫인상부터 마음에 들지 않는 경우가 종종 있는데, 그렇다면 그 의사는 주치의로 적합하지 않다. 의사와 원활히 커뮤니케이션을 할 수 있을 것 같지 않으면 탈락이라는 말이다. 물론 말투가 건방진 의사, 위에서 내려다보는 시선으로 환자를 보는 의사, 친절하지 않은 의사, 배려심이 없는 의사도 탈락이다. 말씨를 보면 사람됨을 대충 짐작할 수 있는데, 만약 같은 의사에게 치료를 받고 있는 환자와 접촉할 수 있다면 어느 정도 참고가 될지 모른다. 또 나이나 성별, 결혼 여부, 자녀의 유무 등도 미묘하게 협동 작업에 영향을 줄 때가 있다.

현실적으로 환자가 주치의를 선택하기는 어렵겠지만, 원래는 환자가 자신과 잘 맞을 것 같은 의사를 선택하는 시스템도 필요하다고 생각한다. 실제로 중국에서는 그런 시스템을 도입한 병원이 적지 않다. 치료라는 협동 작업에는 많은 시간이 걸린다. 따라서 주치의와 환자는 오랫동안 함께하게 된다. 그런 점을 생각하면 상성(相性)은 매우 중요한 요소다. 상성이 맞지 않으면 서로에게 스트레스가 될 것은 틀림없다. 가령 내가 환자인데 주치의가 여배우 구로키 히토미 같은 상냥한 미인이라면 나는 전폭적인 신뢰를 보낼 것이고 자기 치유력도 크게 높아질 것이다. 인폼드 컨센트나 세컨드 오피니언도 필요 없다. 협동 작업도 순조로울 것이며, 그 결과 치유도 분명히 빠를 것이다. 극단적으로 말하면 이런 것이다. 어쨌든 팀을 이루는 상대로서 자신과 상성이 잘 맞고 신뢰할 수 있는 인물을 고르는 것이 상책이라고 생각한다.

또 돈을 많이 버는 의사는 피하는 편이 좋다. 이런 의사는 틀림없이 눈높이가 환자와 같지 않을 것이다. 지금의 의료 제도에서는 제대로 된 의료를 하는 한 사회적으로 성공할 수가 없으며, 설령 다른 방법으로 큰돈을 벌었더라도 보란 듯이 자신의 부를 과시하는 사람은 속이 깊지 않은 사람일 가능성이 높다. 그리고 환자에게 배우려는 자세가 없는 의사도 피하는 편이 무난하다. 이것은 환자를 존중하는 눈빛인가, 말씨에 존경심이 담겨 있는가를 보면 대충 파악할 수 있을 것이다.

의사의 사람됨은 항상 곁에 있는 스태프들(간호사, 사무 접수, 청소원 등)이 잘 알고 있다. 그러므로 스태프와 이야기를 나눠보면 그 의사의 사람됨을 대강 예측할 수 있다. 특히 나쁜 이야기는 거의 틀리지 않는다.

슈퍼 엘리트 의사는
선망의 대상이 아닌 요주의 대상이다

의사를 선택하는 또 하나의 기준으로 조금 진부하기는 하지만, 환자 모임에서는 "좌절(고생)을 모르는 의사는 되도록 피하는 편이 좋다"라는 말을 자주 한다. 탄탄대로를 달려온 슈퍼 엘리트들은 사는 세계가 너무 다르고 가치관도 차이가 크기 때문에 주치의로는 적합하지 않을 때가 많다는 말이다. 그런 의사들은 인생에서 실패라고는 겪어본 적이 없는 슈퍼 엘리트로, 지식도 풍부하고 성실하며 하는 일에도 빈틈이 없다. 그러나 마음이 통하지 않는다고 할까, 환자의 상황과 심적 상태를 거의 공감하지 못한다. 물론 그들에게 악의는 없겠지만, 왜 우리가 고민하는지, 불안해하는지, 초조해하는지, 울고 싶은 기분인지 정말로 이해하지 못하는 것이다. 마치 외계인과 대화하는 것 같았다고 말하는 환자도 많다. 이래서는 협동 작업이 어렵다.

악의는 없지만 도저히 약자의 기분을 이해하지 못하겠다고 말하는 의사를 만날 때가 가끔 있는데, 그들에게 자주 들을 수 있는 말이 "나도 그렇지만 주변에도 약자가 없기 때문에 약자의 기분을 실감할 수가 없다"라는 것이다. 나로서는 이렇게까지 철저히 온실에서만 자란 의사(사람)가 있다는 사실이 도저히 믿기지 않는다. 그들은 아마도 매우 특수한 환경에서 자랐을 것이다.

한편 사회에서 이런저런 풍파를 겪으며 나름대로 좌절이나 고생을 맛본 사람은 인간으로서는 물론 의사로서도 환자들의 절대적인 신뢰를 얻는다. 자신이나 가족이 중병을 앓았거나 장애가 있는 사람, 경제적으로 힘들었던 사람, 혹은 특별한 경험은 없지만 사회 경험을 해본 사람이나 학창 시절에 세계를 떠돌았던 사람이 의사가 되면 단순히 성적만 우수했던 사람들에 비해 환자의 신뢰를 쉽게 얻는다. 이것은 생환자들이나 환자들에게도 자주 듣는 이야기다. 약자의 기분을 이해하고 항상 약자의 시선으로 고민하며 결론을 모색하는 자세에 누구나 신뢰를 보낼 것이다.

애초에 의사는, 특히 임상의는 타인의 인생을 짊어지는 직업이기도 하다. 좌절을 전혀 모르는 사람에게는 조금 짐이 무거울지도 모른다. 그렇다면 이렇게 온실 속에서만 자란 슈퍼 엘리트들이 왜 의사가 된 것인지 궁금할 때가 있는데, 시험 점수가 높으니까, 주위 사람들도 의사가 되려고 하니까 같은 모호한 이유로 의사가 된 경우가 종종 있다. 그리고 '과연 임상의가 내 적성에 맞는 일일까?'라며 고민하는 의사도 실제로 적지 않다. 시험 점수가 높다는 이유만으로 안이하게 의사가 돼서는 안 된다. 그것은 본인은 물론 환자에게도 불행한 일이다.

그래서 나는 다음과 같이 제안한다. 기본적으로 사회 경험이 있어야만 의사가 될 수 있도록 제도를 바꾼다. 다만 특수한 역경을 겪은 경우는 별도로 고려한다. 그리고 먼저 간호사나 개호사(介護士)[9]로 시작하게 하며, 그중에서 동료나 환자의 추천을 받은 사람만이 임상의 선발 시험을 볼 자격을 얻는다. 또한 원칙적으로는 그 학교가 위치한 지역에 사는 사람을 우선하며, 졸업 후 10년 동안은 그 지역 자치단체의 요청에 따라 임상의로 근무하도록 의무화하는 것 등이다. 뭐, 사족이지만.

---

[9] **개호사** | 전문 간병인 개념으로 특히 노인이나 장애인을 곁에서 돌보아주는 사람을 말한다. 고령화 현상이 뚜렷한 일본에서는 개호사를 전문 교육 기관에서 노인 환자의 건강 상태와 감성을 이해할 수 있는 의료인으로 양성하고 있다.

지금부터는 여담인데, 어디까지나 내 경험칙이기는 하지만 의외로 진실이 아닐까 내심 생각하는 것이 하나 있다. 바로 입시 영어에 관해서다. 애초에 시험 점수가 좋다는 말은 기본적으로 입시 영어를 잘한다는 의미다. 지금의 입시를 좌우하는 과목은 영어이기 때문이다. 어느 대학의 입시든 영어는 필수 과목이며 배점도 압도적으로 높다. 특히 영어 때문에 고생한 나는 이것이 모든 악의 근원이 아닐까 하는 망상을 품고 있다. 애초에 영어는 학문이라기보다 단순한 도구에 불과하다. 실제로 대학 입시 수준의 영어는 원어민이라면 초중학생도 이해할 수 있는 것이다. 그런 낮은 수준의 영어를 중학생 때부터 막대한 시간을 들여서 공부하며 그것도 모자라 입시의 필수 과목으로 삼는다는 것은 비상식적인 일이라고 본다. 영어를 잘하게 된다는 것은 도구를 다루는 기능이 향상된 것에 불과하기 때문이다. 사고력이나 창조성과는 전혀 상관없는 부분에 에너지를 낭비하고 있다고 생각한다. 뇌의 가소성(Brain Plasticity)이 가장 높은 중·고등학생이라는 시기에 키워야 할 사고력과 감성, 창조성은 뒷전으로 미루고 단순한 기능 향상을 위해 시간을 소비하고 있는 것이 아닐까? 2개 국어를 구사하든 3개 국어를 구사하든 사고와 감성은 한 가지 언어로 한다. 감수성이 풍부한 중·고등학생 시기에는 하다못해 입시 영어 같은 잡음에 휘둘리지 않고 모국어로 마음과 두뇌를 단련하자고 주장하는 바인데, 여러분의 의견은 어떠한가? 이런 생각에서 영어에 그다지 힘을 쏟지 않았다가 입시 때 심하게 고생했기 때문에 하는 이야기가 아니라, 진심으로 국가적 손실이 걱정된다.

 이상하게도, 아니 이상한 일도 아니지만, 이 나이가 되자 아주 명확해진 것이 있다. 어디까지나 내 느낌이지만, 학창 시절에 영어가 특기였던 의사는 그다지 좋은 임상의는 되지 못하는 것 같다. 오히려 영어를 못했던 친구들이 더 인간적인 매력이 있어서 적어도 임상의로는 더 적합하다는 인상을 강하게 받고 있다. 여러분에게 주치의가 있다면 입시 영어를 잘했는지 슬쩍 물어보면 어떨까?

언론은 의사나 의료에 대해 정확히 말하지 않는다

예전에 나는 국민을 대신해 진실을 밝히는 것이 저널리즘의 진수라고 생각했다. 그런데 현실은 그렇지 않은 모양이다. '약자'의 편을 들어 '강자'를 견제하는 것이 언론의 커다란 사명 중 하나이며 사회의 양심이라고 생각했지만 최근의 언론, 적어도 거대 언론은 반대로 '약자'를 억누르고 '강자'의 편을 들고 있는 듯이 보인다. 의료에서 약자는 말할 필요도 없이 환자다. 그런데도 환자의 시점에서 쓴 기사, 혹은 환자의 목소리를 직접 듣고 그대로 옮긴 기사는 거의 없다. 여러분도 찾아보면 금방 알 수 있겠지만, 어딘가 편

향적이다.

나는 때때로 신문이나 텔레비전 방송사로부터 취재를 받는다. 그때마다 환자의 시점에서 기사를 써 달라, 혹은 환자와 진지하게 대화를 나눠보고 그들의 속마음을 헤아려 기사에 담아달라고 부탁하지만 대개는 공허한 외침으로 끝나고 만다. 그러나 딱히 기자가 쓴 기사의 내용에 문제가 있는 것은 아니다. 기자들(대부분 나보다 어린 친구들이다)도 사회적인 사명감에 진지하게 사실을 기사로 쓴다. 문제는 기자가 진지하게 쓴 기사를 결재하는 상사의 자질이다. 나도 최근에는 그쪽의 사정을 잘 알게 됐다. 진실은 기본적으로 크게 기사화되지 않는다. 크게 기사화되는 것은 이미 각본이 짜여 있는 픽션이다. 그 각본과 내 의향이 때마침 일치하면 기사가 되지만, 그렇지 않으면 기사가 되지 못한다. 나 역시 한때는 언론인을 동경했기 때문에 이러한 타락상은 매우 실망스럽다.

또 최근에는 의료를 둘러싼 토론이 텔레비전에서 자주 방영되고 있다. 그만큼 커다란 관심을 모으고 있다는 뜻이겠지만, 그 텔레비전 토론회도 진지하게 받아들이면 여러분에게 손해일지 모른다. 나 역시 전에는 진지한 토론을 기대하며 열심히 시청했지만 전부 기대 이하였다. 평소의 언동이나 저서 등을 통해 나름대로 높게 평가했던 참석자들이었던 만큼 그 충격은 적지 않았다. 그것이

대본이냐 본심이냐는 둘째 치고, 하나같이 핵심을 벗어난 토론뿐이었다. 잘 생각해보면 방송이 각본대로 진행되는 것은 당연한 일이다. 그러나 그렇다면 참석자도 바보 취급을 당한 것이다. 게다가 그 방송을 진지하게 시청하는 우리는 도대체 무엇이란 말인가? 텔레비전 토론회는 비유를 하자면 프로레슬링과 같은 것이 아닐까 싶다. 그리고 보면 각본에서 벗어난 장외 난투를 벌일만한 사람은 애초에 부르지 않는지도 모른다. 물론 나도 출연 요청을 받은 적이 없다.

　지금까지 불평만 늘어놓은 것 같은데, 언론은 의사나 의료의 좋고 그름을 평가하는 기준이 될 수 없음을 여러분에게 알리고 싶었다. 언론의 양심을 믿고 언론을 통해 사안의 옳고 그름을 판단하려는 사람도 아직 많은 것이 현실이기 때문이다. 다만 자신의 머리로 충분히 생각한 다음 판단하는 자세가 있다면 언론에서 뭐라고 하든 그다지 문제는 아닐지 모른다.

4장

나를 위한
치료를
선택하고
활용하는 방법

서양의학의 치료법만이
최첨단인 것은 아니다

현재 일본의 의료는 세계 최첨단을 달리고 있을까? 그렇다고 믿는 사람이 많을 것이다. 과거에 나도 그런 사람 중 한 명이었다. 적어도 의학부에 들어가기 전까지는 미국이 1등이고 그다음은 일본이라고 확신했다. 그러나 세계를 돌아다녀 보고 실제로 환자를 진찰하게 된 후로는, 병이 낫는 사람은 의사가 있든 없든 나으며 낫지 않는 사람은 의사가 있든 없든 낫지 않는 사례가 매우 많다는 사실에 경악했다. 분명히 진단과 수술의 기술은 장족의 발전을 이뤘고 지금도 일취월장하고 있다. 내가 있었던 뇌 외과 분야도 고성능 현미경과 CT 스캔이 개발된 덕분에 뇌의 깊은 부분까지 수술이 가능해졌다. 그러나 암을 비롯한 만성질환이나 마음의 병 등의 치료는 거의 진보가 없다. 물론 진단 기술이 발달한 덕분에 조기에 암을 발견하는 경우도 많아져서 전체적으로는 의료 실적이 좋아진 듯이 보이지만…….

졸업하고 얼마 후 뇌 외과 전문의가 돼 악성 뇌종양 환자를 담당하게 된 후로는 정말 서양의학이 세계 최첨단일까 하는 의구심이 확신으로 변해갔다. 대부분의 환자가 낫지 않는 것이다. 일시적으로는 좋아졌다 해도 결국은 임시방편에 불과했다. 감염증이나 응급 질환 등은 대증 치료로 충분할 터이며, 오히려 대증 치료가 진가를 발휘한다. 그러나 오늘날의 질환 중 대부분을 차지하는 암을 비롯한 만성질환은 대증 치료만으로는 근본적으로 해결할 수 없다. 대증요법은 시간 벌기에 불과하다. 즉 근본적인 원인치료가 결여되어 있음을 깨달은 것이다.

그러다 문득 어떤 생각이 떠올랐다. 아주 당연한 것이지만, 우리는 생명을 만들어낼 수 없다는 사실이다. 수술이나 약물이나 방사선 치료가 최첨단을 달리고 있다고는 하나 아직까지 단순한 박테리아조차 창조하지 못하고 있다. 생명 하나도 만들어낼 수가 없는 미숙한 우리가 수술이나 약이나 방사선 같은 단순한 도구로 복잡

한 인간의 병을 치료한다는 것은 애초에 무리임을 깨달은 것이다.

생명이 무엇인지도 알지 못하면서 생명을 구할 수 있을 리가 없다! 이것을 계기로 나는 생명을 구할 방법은 자기 치유력에 맡기는 것밖에 없다고 생각하기 시작했다.

서양의학, 즉 현대 의료는 대증 치료가 중심이다. 따라서 진단과 급성 감염증, 응급 질환, 재해 외상에는 효력을 발휘한다. 특히 응급 의료는 의료의 출발점이며, 모든 국민이 생명 유지의 마지막 보루로 삼는 근원적인 의료임은 주지의 사실이다. 그러나 한편으로 현대 의료는 만성질환에 그다지 효력이 없다. 현대 의료에는 한계가 있는 것이다. 이 또한 근원적인 것이다. 현대 의료가 의료의 전부라고 한다면 그것은 매우 충격적인 일이다. 그러나 안심하기 바란다. 현대 의료 이외에도 다른 의료는 많다. 즉 현대 의료는 의료 전체의 일부에 지나지 않는다는 말이다. 다만 일본 정부가 서양의학만을 정식 의학으로 인정하고 있을 뿐이다. 일본인들은 서양의학만이 제대로 된 의학이라고 세뇌당하고 있는 것이다. 정보가 통제되고 있다고도 할 수 있을지 모른다.

적어도 중국은 중의학이 발달했다. 중의학은 서양의학과 반대로 응급 질환에는 적합하지 않지만 만성질환이나 미병에는 효력을 발휘한다. 그러므로 일본은 중의학을 도입하고 중국은 서양의학을 도입하면 되지 않을까? 그러면 일본도 중국도 이익일 것이다. 그러나 일본 정부는 그런 생각을 하지 않는다. 중의학은 정체를 알 수 없는 수상한 학문이라는 막연한 불안감이 그 주된 이유다. 그러나 이것은 본말전도다. 서양의학의 역사는 고작해야 200년이지만 중의학의 역사는 4,000년이 넘는다. 서양식의 현대 의료야말로 아직 역사도 짧고 수상하다고 할 수 있지 않을까? 일본은 중의학을 시급히 도입해야 한다.

✔ 서양의학 이외의 치료법

앞에서도 말했듯이, 현대 서양의학이 최신 의학이며 만능이라는 것은 맹신이다. 중의학이나 아유르베다 등도 병을 바라보는 시점이 다를 뿐 모두 훌륭한 의학이며 엄연한 의료 수단이다. 그밖에 민간요법의 부류까지 포함하면 그 수는 무수히 많을 것이다. 물론 다른 치료법도 전부 유용한가 하면 그렇지는 않다. 거의 종교나 점술과 다를 바 없는 것도 있다. 그러나 무수히 많은 후보 중에는 중의학처럼 매우 유용하고 서양의학의 부족한 부분을 훌륭히 보완할 수 있는 수단도 많다. 그리고 중의학을 비롯해 대부분은 기나 생명 에너지의 활성화가 자기 치유력의 증진으로 이어져 병을 근본적으로 치유해준다는 생각에 바탕을 두고 있다.

현대 의료는 즉시 증상을 없애주기 때문에 굉장히 고마운 측면이 있다. 다만 그것으로 병이 완전히 치유됐다고 생각하게 만든다는 점은 단점일지도 모른다. 나쁜 것은 제거해버린다는 발상도 나쁘지 않다고 생각한다. 조기 암의 경우는 그렇게만 해도 완치시킬 수 있다. 그러나 진짜 병의 대부분은 특효약이나 특효 치료로 쉽게 고쳐지지 않는다. 의사와 환자가 협동해 기를 높이면서 꾸준히 치료하는 것이 정도(正道)다. 결코 근사한 치료법은 아니지만, 그것이 근본적으로 병을 치유하는 방법이므로 어쩔 수 없다. 우리 의사들도 슬슬 그 점을 인정해야 하지 않을까?

또 한 번 말하지만, 현대 의료를 선택하느냐 다른 의료를 선택하느냐는 양자택일의 문제가 아니다. 양쪽 모두 대등하게 인정하면서 좋은 점을 받아들이면 그만이다. 요컨대 암을 비롯한 만성질환과 난치병이 나으면 그것으로 만사형통인 것이다. 따라서 서양의학을 배워온 의사가 모든 의학과 의료를 이해하고 있지는 않다는 점을 기억해둬야 한다. 그들의 의견은 결코 모든 것을 파악하고 낸 것이 아니다. 의학의 일부를 전제로 한 의견인 것이다.

자유재량이 인정되지 않는 치료는 의사도 환자도 망친다

현재 일본의 의료는 평등주의다. 이것은 어떤 병이든 획일적으로 대응한다는 의미에서다. 돈을 들여야 하는 진짜 병에는 돈을 아끼고, 돈을 들일 필요가 없는 미병에 쓸데없이 돈을 사용한다. 진짜 병은 낫지 않고 미병은 쓸데없는 치료로 부작용이 발생해 결국 공멸할 수밖에 없는 의료 구조가 되고 있는 것이다.

내가 의사가 되려고 생각한 이유 중 하나는 나 자신의 양심과 재량껏 일할 수 있다고 믿었기 때문이다. 그러나 그것은 착각이었다. 치료 선택에 자유재량은 인정되지 않았으며, 정부의 제한이 심했다.

여기에 최근 들어서 소송 열풍이 불고 있다. 정부가 정한 표준치료법에서 벗어나면 위법행위로 간주돼 자칫하면 체포될 수도 있다. 즉 환자에게는 의미가 있더라도 표준치료에서 벗어난 치료를 하면 아무런 보호도 받지 못한다는 말이다.

따라서 시종일관 표준치료를 답습하거나 무난한 치료 방법으로 적당히 넘기는 편이 현명한 선택이며, 의사로서는 가능하면 진짜 병을 피하고 미병을 상대로 무난한 치료를 하는 편이 상책인 것이다. 소송을 당하지 않는 최고의 치료법은 결국 아무것도 하지 않는 것이라는 이야기가 나올 정도다. 의사라면 누구나 표준치료만을 고집하지 않고 치료 방법을 조금 더 궁리하는 편이 환자를 위한 길이라고 생각하지만, 표준치료의 속박을 벗어나기 힘든 것이 현실이다.

투약을 비롯해 치료에는 미묘한 조절이 필요하다. 같은 병이라 해도 환자의 나이와 사고방식, 병세, 체력 등에 따라 조절이 필요함은 누구나 쉽게 이해할 수 있을 것이다. 그런데 지금은 이러한 조절을 할 수 없다. 올바른 치료인 표준치료 이외에는 선택의 여지가 없는 것이 일본 의료의 현실이다. 표준치료는 원래 치료법의 최저 기준을 명시하는 하나의 가이드라인일 터인데, 현실적으로는 고소를 피하기 위한 면죄부가 됐다. 말하자면 자동 피아노 연주 같은 것이다. 음표를 잘못 읽을 일이 없는 대신 아무런 감동도 없고 예술적 요소도 전무한 연주가 됐다.

　일본의 의료는 사회주의라고 할 수 있을지도 모른다. 융통성을 인정하지 않는 의료는 의료라고 할 수 없다. 이대로는 표준치료도 의사를 망치는 악습에 불과하게 돼버릴 것이다.

100명 중 단 1명만 치료돼도 유의미하다

항간에는 EBM(근거에 바탕을 둔 의학 또는 의료)이 있는 치료만이 정통 치료라는 인식이 있는데, 내가 생각하기에 이것은 시대에 뒤처진 의료라는 의미다. 이 EBM은 서양의학의 기치가 되고 있는데, 여기에 커다란 속임수가 있다. 병은 특효약이나 특효 치료 같은 한 가지 치료법으로 고칠 수 있다는 전제, 그리고 사람의 몸 상태는 모두 균질하다는 전제에서 성립하는 이야기라는 것이다.

그렇다면 이 두 가지 전제는 전제로서 성립할까? 성립할 리가 없다. 그래서 나는 EBM이 그다지 의미가 있다고는 생각하지 않는다. '누군가에게는 효과가 있었어도 내게 효과가 있다는 보장은 없다.' 여기에는 수긍할 수 있을 것이다. '누군가에게 효과가 있다면 내게도 효과가 있을지 모른다.' 이것도 수긍할 수 있을 것이다. 이 말은 실제로 시험해보지 않고서는 아무것도 알 수 없다는 의미다. 그렇다면 EBM에 무슨 의미가 있는 것일까?

예를 하나 들어보겠다. 가령 100명 중에 한 명에게만 효과가 있는 치료법 A가 있다고 가정하자. 이 치료법 A는 틀림없이 기각된다. 100명 중 한 명에게만 효과가 있는 치료법은 절대 표준치료가 되지 못한다. 아마 10명 중 한 명이어도 안 될 것이다. 그러나 100명 중 한 명이 바로 여러분이라면 여러분은 치유될 수 있다. 여러분에게는 치료율 100퍼센트다. 즉 100명 중 한 명에게 효과가 있다는 사실은 매우 중요한 정보인 것이다. 적어도 여러분에게는 틀림없이 기쁜 소식이다.

그런데 100명 중 한 명이라고 하면 30만 명 중에서는 3,000명이다. 현재 일본에서는 매년 30만 명이 넘는 사람이 암으로 목숨을 잃는다. 만약 치료법 A가 암의 치료법이라면 3,000명의 목숨을 구할 수 있다. 100명 중 한 명에게만 효과가 있는, 일반적으로는 표준치료가 될 수 없는 치료법이 무수히 많다면 그 가운데 여러분에게 딱 맞는 치료법이 하나쯤 있다고 해도 이상하지 않다. 또한 여러 치료법의 조합에 따른 상승효과까지 고려하면 치료 가능성은 더 높아질 것이다.

그러나 EBM이 위세를 떨치고 있는 오늘날의 사회에서는 이와 같이 100명 중 한 명 정도에게 효과가 있는 치료법은 전부 어둠 속으로 사라지고 있다.

가벼운 두통도 낫지 않기를 바라는 이들이 있다

흔히 "두통약을 먹었더니 두통이 나았다"라고 한다. 그런데 이 말은 과연 맞는 말일까? 또한 이 사람에게 두통이 다시 찾아올 확률은 얼마나 될까?

내가 무슨 말을 하고 싶은지 여러분은 이미 눈치챘을 것이다. 두통약을 먹어서 두통이 나은 것이 아니다. 단순히 증상이 감춰졌을 뿐이다. 따라서 이 사람은 다시 두통에 시달릴 확률이 높다. 환경이 조금도 바뀌지 않았으며 이에 따라 두통의 원인도 전혀 해결되지 않았기 때문이다.

다만 제약회사로서는 그 편이 자신들에게 이로울지도 모른다. 또 두통이 찾아와 두통약을 구입해주지 않으면 곤란하기 때문이다. 제약 회사는 의사가 근본 치료의 중요성을 깨닫고 원인을 해소해 두통이 재발하지 않으면 어쩌나 하고 마음을 졸인다. 그렇게 되면 두통약이 팔리지 않게 되니 큰일이다. 따라서 이런 일이 일어나지 않도록 의사를 적절히 조종해야 하며, 환자도 근본 치료의 중요성을 깨닫지 못하게 해야 한다. 두통은 두통약을 먹으면 낫는다는 인식을 심어줘야 하는 것이다. 기본적으로 여러분의 병이 나으면 제약회사나 낙하산을 타고 부임할 예정인 관료들은 얼굴이 창백해질 것이다. 그들에게 강압제나 항고지혈증제, 혈당강하제, 항암제 등은 중요한 돈줄이다. 따라서 고혈압과 고지혈증, 당뇨병, 암이 쉽게 나아서는 곤란하다. 나빠지지도 좋아지지도 않아 최대한 오래 복용하는 것이 그들에게는 가장 바람직한 상태다.

✔ 완치 이후 생활습관의 중요성

이번에는 화제를 바꿔보자. 예를 들어 여러분이 암에 걸렸다고 가정하자. 다행히 수술로 암세포를 전부 제거했고 전이도 되지 않았다. 주치의는 여러분에게 "안심하셔도 됩니다! 암은 완치됐습니다. 이제 예전의 생활로 돌아가셔도 됩니다"라고 장담한다.

여러분은 정말 다 나은 것일까? 예전의 생활로 돌아가도 되는 것일까? 답은 간단하다. 여러분은 결코 완치되지 않았다. 아직 집행유예의 몸인 것이다. 그리고 절대 예전의 생활로 돌아가서는 안 된다. 예전의 생활로 돌아가면 도로 아미타불이다. 예전의 상태에서 암에 걸렸으므로 생활습관을 근본적으로 재고해야 한다. 다행히 좋은 외과의를 만나서 성공적인 수술을 받아 시간을 벌었으니 그사이에 환경 설정을 다시 해야 하는 것이다. 대증 치료와 근본 치료는 크게 다르다. 이 점을 지금 다시 한번 명심해두기 바란다.

특효 약이나 치료법이 있다는 생각은 비현실적이다

현대 의료의 커다란 특징 중 하나는 단 한 가지 치료 방법만으로 병을 치료하려는 발상이 깊게 뿌리를 내리고 있다는 점이다. 그 영향인지 환자들도 특효약이나 특효 치료를 찾아다니는 경향이 강하다. 여러 치료법을 복합해 상승효과를 노리자는 발상은 거의 없는 듯하다.

급성 감염증처럼 원인이 한 가지라면 하나의 치료법으로 대처할 수 있다. 그러나 원인 또는 악화 요인이 다각적이면 한 가지 약이나 치료법만으로 고치기에는 무리가 있다. 여러 가지 치료법을 조합해 그 종합력이나 상승효과로 치유를 유도하는 것이 이상적인 생각이다. 한 가지 치료법에만 의지하는 것은 야구에 비유하자면 홈런만으로 이기려 하는 발상이다. 분명히 홈런만으로 이길 때도 있을지 모르지만, 그것은 어쩌다 한 번이다. 보통은 안타와 볼넷, 도루 등을 쌓아나가는 팀플레이가 승리를 부른다.

물론 특효 대증 치료라면 한 가지 치료약에 의지하는 것도 이해할 수 있다. 항암제도 그중 하나일 것이다. 암세포를 어느 정도는 없앨 수 있다. 그러나 이것은 대증 치료이지 근본적인 치료가 아니다. 항암제 치료만으로는 가까운 미래에 틀림없이 암이 재발한다.

또 특효 치료 찾아다니기와 특효약 찾아다니기는 어딘가 명의 찾아다니기와 일맥상통하는 측면이 있다. 사람들은 명의를 좋아한다. 특히 일본인들이 그렇다. 홈런으로 승리를 결정짓고 싶다는 바람이 너무 강해서인지도 모른다. 그러나 이것은 조금 비현실적인 생각이다. 신의 손을 가진 의사가 종종 화제가 되는데, 분명히 수술에 관해서는 명의라고 생각한다. 그러나 암 등의 경우 수술 솜씨가 뛰어난 것과 병을 치유하는 것은 동의어가 아니다. 수술 솜씨는 높이 평가하지만, 그것이 곧 의사로서 명의라는 의미는 아니다. 가령 암은 수술이 완벽했어도 재발한다면 그 의미가 퇴색된다. 설령 수술은 평범했어도 다른 치료법과 조합해 치유로 이끌었다면 그

쪽을 명의라고 불러야 할 것이다.

'하얀 거탑'으로 상징되는 대학 병원에 계신 훌륭한 교수님으로부터 "여러 가지 치료법을 조합하면 어떤 치료법이 효과가 있었는지 알 수 없지 않은가? 그렇게 해서 어떻게 올바른 치료법을 찾아낸단 말인가?"라고 꾸중을 들을 때가 있다. 그 자리에서는 "지당하신 말씀이십니다"라고 적당히 넘어가지만, 의료 상담을 온 환자들에게는 대학 교수들을 신경 쓸 필요는 없으니 좋은 치료법이 있으면 전부 시험해보라고 조언하고 있다. 말이 통하지 않는 상대에게는 '거스르지 않되 따르지도 않는다'로 대처한다. 그것이 최선이다.

"무엇이 효과가 있었는가?"

환자에게 그런 것은 아무래도 상관없는 문제다.

"올바른 치료법?"

그런 것은 없다. 환자가 나으면 그것이 바로 올바른 치료법이다.

이것이 내 주장이다. 여러분은 내 주장과 훌륭하신 대학 교수님의 주장 중 어느 쪽의 손을 들어주겠는가?

환자의 치료가 먼저이고 학문 연구는 그다음이다. 나는 이것이 인간의 정상적인 발상이라고 생각한다. 학문 연구가 먼저이고 그다음이 환자라는 순서는 내 기준으로는 엄연한 범죄행위다.

약은 평생 달고 살아야 하는 것이 아니다

나는 약을 끊는 용기보다 약을 시작하는 용기가 훨씬 크다고 생각하지만, 아무래도 세상의 통념은 그렇지 않은 듯하다. 상담을 하러 온 환자에게 이런 이야기를 종종 듣는다.

"약을 끊어도 괜찮을까요? 약을 줄이기가 참 힘드네요."

지금까지 먹던 약을 끊으면 뭔가 좋지 않은 일이 일어나지 않을까 하는 걱정은 충분히 이해한다. 그리고 실제로 약에 따라서는 갑자기 끊으면 몸에 이상이 나타나는 일도 드물지만 있을 것이다. 그러므로 어느 날 갑자기 뚝 끊는 것은 좋은 방법이 아니다. 그렇다면 어떻게 해야 할까?

정확히는 누구도 알 수 없다. '그런 무책임한 소리를!'이라고 생각하겠지만, 그것이 진실이니 어쩔 수 없다. 다만 나는 '4주 규칙'에 따라 약을 끊자고 제안한다. 한 주씩 3단계에 걸쳐 서서히 끊어나가는 것이다. 물론 증상 등을 확인하면서, 자기 치유력을 높이면서, 만약 이상이 나타나면 다시 되돌리면서 신중하게 줄여나간다. 지금까지는 이 4주 규칙에 따라 약을 끊는 과정에서 문제가 나타난 적은 거의 없었다.

환자들은 흔히 다음과 같이 말한다.

"의사 선생님은 약을 줄이자는 말을 좀처럼 하지 않습니다. 제가 먼저 제안해야 마지못한 듯이, 그러면 그렇게 하자고 할 뿐이지요."

그렇다. 의사는 현상 유지를 선호한다. 그것이 무난한 선택이기 때문이다. 또 환자가 약을 끊을 경우는 경과를 신중하게 지켜보고 경우에 따라서는 미세 조정도 하면서 약을 먹지 않는 상태로 연착륙시켜야 하는데, 그 과정이 번거롭다는 이유도 있을지 모른다.

약은 제한된 기간에만 먹는 것이다. 약을 처방한 이상은 언젠가 끊도록 지시해야 한다. 약을 계속 먹게 하는 것은 매우 위험하고 무책임한 행동이다. 그런데 개중에는 놀랄 만큼 대담, 아니 어처구

니없는 의사도 있다는 데 놀랄 따름이다. 환자가 주치의에게 "평소에 먹던 약으로 처방해주십시오"라고 말하자 그 주치의는 "그러지요. 늘 드시던 걸로 드리겠습니다"라고 대답했는데, 약을 받아서 보니 평소에 먹던 것과는 달랐다. 그래서 "이건 제가 먹던 게 아닌데요?"라고 묻자 주치의는 오히려 "평소에 드시던 게 뭐였지요?"라고 되물었다는 웃지 못할 이야기도 드물지 않다.

또 어떤 의사는 내게 이렇게 반론했다. 4주 규칙이 도대체 무슨 근거가 있느냐는 것이었다. 누가 어디에서 시험해본 것이냐는 식으로 몰아붙였다. 이런 유형의 의사일수록 약을 산더미처럼 처방하는 경우가 많다. 나름대로 약리학과 생화학을 남들보다 열심히 공부해온 나로서는 이론적인 뒷받침이나 경험도 있지만, 이런 유형의 의사에게는 그런 설명이 통하지 않는다. 그럴 때 가장 효과적인 방법은 역시 카운터펀치다. "그러면 제가 묻겠는데, 이렇게 많은 약을 처방해놓고 안전하다고 말하는 근거는 도대체 뭡니까? 누가 어디에서 시험했습니까?" 이렇게 받아치면 묵묵부답이 된다.

일본은 세계 1, 2위를 다투는 약 소비국이다. 세계 사람들은 이상하다는 눈으로 바라보고, 세계의 제약회사들은 고마운 손님이라며 좋아한다. 약은 본래 독이므로 제대로 끊으면 뒤탈 같은 것은 없다. 참고로 나는 제약회사에 아무런 원한도 없다.

약은 최대 네 가지 종류까지만 복용해야 한다

"약의 처방은 세 종류, 많아야 네 종류까지."

이것은 내가 의학부 학생이었을 때 약리학 교수가 가르쳐준 것이다. 꽤 오래 전 이야기지만 크게 공감해 지금도 준수하고 있다. 상식적으로 생각해봐도 이해가 가는 이야기일 것이다. 거친 비유이지만, 음식의 맛을 내기 위해 소금, 설탕, 간장을 넣으면 맛은 거의 완성될 것이다. 여기에 무엇인가를 추가한다 해도 고작해야 한 가지다. 그 이상 추가하면 원래의 맛도, 각각의 맛도 알 수 없게 된다. 이것은 그 교수가 들었던 예로 기억하는데 확실치는 않다. 어쨌든, 화학 반응 물질을 동시에 몇 종류씩 몸속에 넣으면 어떤 반응을 일으킬지 예측할 수 없는 무서운 상황을 낳는다. 아무도 시험해본 적이 없기 때문이다. 어쩌면 처방을 받아 복용하기 시작한 여러분이 첫 번째 실험 대상일지도 모른다. 이런 사정도 있고 해서 나는 기본적으로 최대한 약을 처방하지 않으며, 나도 거의 복용하지 않는다.

다만 환자는 약의 처방을 기대한다. 진찰을 마치고 "이제 가셔도 됩니다"라고 말하면 "네? 약은 안 주시나요?"라는 불만스러운 반응이 반드시 돌아온다. 그럴 때마다 "약은 원래 독입니다. 모든 약에는 부작용이 있습니다. 지금까지는 괜찮았던 약도 어느 날 갑자기 심한 알레르기 반응을 일으킬 수 있습니다"라고 약의 무서움을 이야기해주지만, 수긍하지 못하는 사람이 적지 않다. 그런 사람들의 공통된 말은 "전에 다녔던 병원의 의사 선생님은 좀 더 친절하게 약을 주셨는데……!"라는 것이다. 이런 말을 들으면 나로서는 참으로 괴롭다. 그리고 주위를 관찰해보면 약을 선뜻 처방해줄 뿐만 아니라 자신도 많은 약을 먹고 있는 의사가 많다는 데 놀란다.

약은 역시 독이다. 설령 복용하더라도 기본적으로는 기간을 제한하고 신중하게 복용해야 한다고 생각한다. 의사라면 누구나 자신이 처방한 약 때문에 환자가 죽을 뻔한 식은땀 나는 경험을 최소한 한두 번은 했을 것이다. "그런데도 왜?"라고 물어보고 싶어진다. 특히 나이 드신 분들의 경우는 잠이 오지 않는다, 무릎이 아프다, 허리가 아프다, 식욕이 없다 등의 증상이 차례차례 나타나는 경향이 있다. 친절한 의사 선생님은 그럴 때마다 약을 추가로 처방한다. 그러다 보니 어느새 약의 종류가 10가지, 20가지나 되어 그 약을 먹기만 해도 배가 가득해지는 바람에 제대로 식사를 하지 못해 영양실조에 걸리는 코미디 같은 일이 실제로 일어나고 있다.

약은 확실히 자기 치유력을 손상시켜 수명을 단축한다. 복용은 필요 최소한으로 억제하고 자기 치유력을 믿어보면 어떨까? 안이하게 약을 처방하는 의사도 문제이지만, 안이하게 약의 처방을 원하는 환자한테도 문제가 있다고 생각한다. 그리고 더 문제는 안이하게 약을 만드는 제약회사와 그곳에 낙하산 인사를 하는 정부가 아닐까?

5장

병원과 의사에 대해 더 알아둬야 할 유의사항

의사 친구가 있는 것은 큰 도움이 되지 않는다

앞서 말했듯 좋은 의사를 찾는 것은 병을 치유하는 데 중요한 열쇠가 된다. 좋은 의사와 팀을 이뤄야 병에 잘 맞설 수 있다. 그러나 좋은 의사를 만나기란 말처럼 쉽지 않다. 개중에는 이런 사람도 있을지 모른다.

"난 ○○대학의 교수와 친구니까 다행이야!"

언뜻 생각하면 분명히 다행스러운 일 같다. 그러나 의외로 불행한 일일 수도 있다. 그런 사례가 너무나 많기 때문에 일단 주의를 환기하는 편이 좋을 듯하다.

대학 교수는 자신의 전문 분야 이외에는 잘 알지 못한다. 따라서 그런 부탁을 받으면 대개는 부하에게 떠맡기는 경우가 많다. 떠맡은 부하는 내심 난감하게 생각하지만 겉으로는 드러내지 못한다. 따라서 그다지 정성을 다하지는 않는다. 요컨대 적당히 무난한 선택을 할 공산이 큰 것이다. 이렇게 되면 결과는 뻔하다. 결코 좋은 팀은 되지 못한다는 말이다.

애초에 교수가 소개한 환자는 병동의 모두에게 골치 아픈 존재다. 결코 환영받지 못한다. 이 점은 여러분도 상상하기 어렵지 않을 것이다. 그런 환자가 퇴원하면 병동은 안도의 한숨을 내쉬는 것이 보통이다. 그런 존재가 되는 것은 역시 피하는 편이 좋다. 즉 교수와 친하면 더 위험한 것이다. 그러므로 여러분의 의사 친구는 가능하다면 너무 지위가 높은 사람이 아닌 편이 낫다고 생각한다. 너무 지위가 높은 의사는 벌거벗은 임금님과 같다. 아무도 다른 의견을 말하지 않는다는 점도 있지만, 결국은 친구가 거의 없다는 것이 불행을 초래할지 모른다.

여담이지만, 사실은 여러분 자신도 너무 대단한 사람이 아닌 편이 좋다. 유명인이 진짜 병에 걸리면 문제가 복잡해진다. 여러분에게 잘 보이려는 사람이 너무 많은 탓에 결국은 유명 대학 교수를 소개받아 그 사람의 의견에 따르게 되는 경우가 많은 것이다. 물론 메뉴는 3대 치료밖에 없으므로 치료가 제대로 진행될 리 없다. 그 결과 허망하게 불귀의 객이 되는 사례가 많은 것은 여러분도 잘 알고 있을 것이다.

나 역시 여러분도 잘 아는 유명인으로부터 간접적이기는 하지만 조언을 요청받은 적이 몇 번 있다. 중간에 낀 사람은 물론 내 친구이므로 진심으로 조언해줬다. 그러나 너무 유명해지면 선택의 자유를 잃는 것인지, 결국은 유명 대학 병원의 치료 방침에 따랐다가 병이 점점 악화되고 말았다.

언뜻 유명해지면 더 자유로워질 것 같지만 실제로는 점점 자유를 잃는 것인지도 모른다. 그런 일도 있고 해서 나는 주위의 소중한 사람들에게는 너무 유명해지면 안 된다고 말하곤 한다.

✓ 건강과 장수의 비결

사람은 누구나 가능하다면 건강하게 오래 살고 싶어 한다. 그렇다면 누구에게 건강 장수의 비결을 물어봐야 할까? 건강하게 오래 살고 계시는 할머니나 할아버지? 분명히 나쁜 선택은 아니다. 다만 이 경우는 최대한 많은 사람에게 물어볼 필요가 있다. 소수의 특수한 사례만을 들어서는 그것이 여러분에게도 해당될지 알 수 없기 때문이다.

그렇다면 의사에게 물어보는 것은 어떨까? 확실히 의사는 의학에 정통할 것이다. 의학은 병에 걸린 사람에게 교훈을 얻어 건강 장수를 이끌기 위한 학문이기도 하다. 그러므로 건강 장수의 비결에도 해박하지 않을까?

그러나 안타깝게도 이것은 너무 순진한 생각이다. 의사는 평균적으로 오래 사는 편이 아니다. 오히려 수명이 짧은 편이다. '의사의 불섭생(환자에게는 섭생을 권하면서 의사 자신은 섭생을 하지 않는다는 뜻―옮긴이)'은 지금도 마찬가지일 것이다. 따라서 장수의 비결을 의사에게 물어보려는 것은 명백한 판단 착오다.

의사는 자기 치유력을 높이는 방법을 알지 못한다. 하물며 병이 나으려면 자기 치유력을 높일 필요가 있다고 진지하게 생각하는 의사도 적을 것이다. 그런데도 건강하게 오래 살기를 바라는 여러분이 왜 의사에게 진찰을 받고 싶어 하는 것인지 참으로 궁금할 따름이다.

참고로 이웃 나라인 중국의 중의사는 대체로 오래 산다. 중국에는 서양의학이 전문인 의사도 있지만, 이쪽은 일본과 마찬가지로 그다지 장수하지 못하는 듯하다. 그런데도 어째서인지 서양 의학

전문의가 압도적으로 인기가 많다. 의학은 사람이 건강하게 오래 살기 위한 학문이라고 생각했는데, 아무래도 지금의 의학은 다른 방향을 향하고 있는 것인지도 모른다. 어쩌면 단순히 학문을 위한 학문이 돼버렸는지도 모르겠다.

CT는 노파심에
찍어보는 것이 아니다

현재 일본의 의료 제도에서는 의사의 기술료가 너무나도 낮게 설정돼 있다. 예전에는 그래도 기술료가 싼 대신 약으로 이익을 챙긴다는 암묵의 이해가 있었다. 그러나 일본 정부는 그 암묵의 이해를 휴지조각으로 만들어버렸으면서도 의료비는 여전히 낮은 수준으로 억누르고 있다. 이에 따라 의사들은 박리다매를 통해 검사비와 지도료로 먹고 사는 수밖에 없는 상황에 빠졌다. 그런 이유 등으로 각종 검사를 권하는 의사가 많은 것은 확실하다. 특히 개인이 운영하는 클리닉이나 병원에서는 그런 경향이 강하다. 이것은 어떤 의미에서는 자연스러운 흐름으로, 그 결과 불필요한 검사가 늘어나고 있다.

또한 검사 받기를 좋아하는 일본인의 성향도 한 가지 요인인지 모른다. 아니, 정확히는 호구 기질이라고 하는 쪽이 더 정확할지도 모르겠다. '때가 됐으니' '가끔은' '노파심에' 검사를 해보자는 말에 약한 것이다. 의사가 이렇게 제안하면 대부분은 순순히 검사에 응하고 만다.

전 세계에 존재하는 CT와 MRI로 인체의 단면 영상을 만들어내는 장치 중 3분의 1이 일본에 있다. 사실 이렇게 많이 있을 필요는 없지만, 기술료로 수입을 기대할 수 없다면 하다못해 최신 설비라도 갖춰놓아야 환자들이 모여든다. 그리고 막대한 설비 투자를 회수하기 위해, 또 병원을 경영하기 위해 필요가 있든 없든 검사를 받게 한다. 이런 경위로 환자에게 피해가 전가되는 것이다. 물론 전부가 불필요한 검사는 아니므로 환자에게 크게 도움이 되는 부분도 있다. 그러나 그 이면에는 단순히 가동률을 높이기 위한 검사도 많은 것이 사실이다.

사족이지만, 전 세계의 CT와 MRI 중 3분의 1이 일본에 있다는 사실을 일본인 대부분이 모른다는 점도 문제가 아닐까 싶다. 즉 자신들에게 불리한 데이터는 모르게 하면서 유리한 데이터는 대놓고 유출하는 자의적인 조작이 있는 것은 아니냐는 억측을 하게 된다. 분명히 찾을 마음만 있으면 인터넷을 검색해 CT와 MRI 설비율을 국가별로 비교한 데이터를 찾을 수는 있다. 즉 은폐된 데이터는 아니다. 그러나 매우 찾기 어려운 곳에 올라와 있다. 공격을 받을 것 같은 데이터는 거의 발견되지 않는 곳에 올려놓는 것이다. 그 근본은 예전의 보험금 미지급 문제나 연금 문제와 똑같다. "청구하면 어쩔 수 없이 지급하지만, 청구하지 않으면 조용히 넘어간다." 즉 들키면 할 수 없고 들키지 않으면 성공이라는 자세를 일본 정부 스스로 취하고 있는 것이다.

약의 남용도 그렇다. 세계에서 유통되는 약의 20퍼센트 이상을 일본인이 소비하고 있다는 사실도 그다지 알려져 있지 않다. 이것은 중대한 사태다. 이 비정상적인 현상을 정부는 물론 언론도 진지하게 알리려 하지 않는다. 그리고 일본 국민 전체가 너무 어수룩하고 얌전한 것도 큰 문제라고 나는 생각한다.

동네 병원에 필요한 의사는
전문의가 아니라 종합의다

일본뿐만 아니라 세계적인 추세이지만, 서양의학의 세계에서는 전문의를 종합의보다 대단하게 보는 경향이 있다. 개인적으로는 종합의가 더 중요하다고 생각하지만 세상의 평가는 반대인 듯하다.

여기에는 의료에 대한 인식과 구조적인 이유도 있다. 특히 일본에는 팀 의료라는 발상이 없다. 복수의 의사가 협동해서 환자 한 명을 치료한다는 개념이 희박하다. 그런 이유도 있어서 종합의가 환자를 최초로 진찰했어도 진짜 병이 발견되면 전문의를 소개하므로 주치의가 되지 못한다. '이래서는 재미가 없으니 기왕이면 전문의가 되자. 사람들의 평가도 전문의가 더 높고……' 이렇게 생각하는 탓도 있지 않을까?

어떤 환자든 우선 진찰할 수 있고 적확히 트리아지(병의 동조에 따라 환자를 배분하는 것)할 수 있는 훌륭한 종합의가 많이 나오기를 바라지만, 안타깝게도 일본에는 거의 없는 것이 현실이다. 현재 일본 의학 교육은 전문의 양성이 주류이기 때문이다. 그래서 여러 가지 증상을 호소하면 그때마다 전문의를 소개받아 우왕좌왕하게 되는 것이다.

예를 들면 대학 병원에서 위장과를 다니다가 허리가 아프다고 호소하면 정형외과를 소개받고, 불면증을 호소하면 신경과를 소개받는 식이다. 원래는 환자를 한 사람의 인간으로서 종합적으로 진찰해야 한다고 생각하지만, 좀처럼 그럴 수가 없는 사정이 있는 것이다. 환자로서는 그럴 때마다 다른 과를 찾아가야 하므로 시간도 빼앗기고 매우 번거롭다. 그냥 한 번에 진찰해줬으면 하는 생각은 누구나 해본 적이 있지 않을까?

또, 극단적인 이야기지만 반대의 경우도 있다. 여러 가지 증상을 호소하자 의사가 별로 깊게 생각하지도 않고 그 증상에 맞춰 기계적으로 약을 추가하는 경우도 많다. 이것도 있어서는 안 되는 일이다. 분명히 환자로서는 한 군데서 모든 약을 받을 수 있으면 편리

하겠지만, 그런 엉터리 의사는 논할 가치도 없다.

"미병은 스스로 고칠 수 있도록 지도하고, 진짜 병은 전문의에게 보내 함께 진찰한다." 이런 생각으로 진료하는 종합의가 마을에 병원을 개업해 여러분의 마이 닥터가 되기를 기원한다.

✔ 종합의보다 전문의가 많은 이유

현재 개업의의 대부분은 전문의 혹은 전문의였던 의사이며 종합의는 찾아보기 힘든데, 나는 이것이 문제라고 생각한다. 요컨대 종합의를 목표로 공부해 개업하는 경우가 매우 적다는 것이다. 대부분이 전문의였다가 개업한 의사들이다.

예를 들어 원래는 뇌 외과의였는데 이런 저런 이유로 개업을 결심한다. 다만 뇌 외과로는 개업하기가 힘들어 '내과 · 뇌 외과'라는 간판을 내건다. 이런 식인 것이다.

또 불행하게도 현재의 의료 환경은 개업의에게 매우 불리해지고 있다. 일본 정부에는 마이 닥터나 종합의라는 개념이 전혀 없다. 따라서 종합의를 지향해도 병원 경영이 유지되지 않는다. 그리고 결국은 검사나 지도료로 돈을 버는 박리다매 의료 시스템의 희생자가 되고 만다.

다만 이런 역경 속에서도 종합의를 지향하며 열심히 노력하는 개업의가 아주 없지는 않다. 이것은 거대한 시련이다. 과거의 열정을 잃거나 몸이 망가지면서도 열심히 노력하고 있는 것이다. 지금의 의료 제도는 이미 예전에 붕괴됐음에도 그렇게 보이지 않는 커다란 이유는 이렇게 자기희생을 마다하지 않는 훌륭한 의사들이 아직 있기 때문이다. 이 점은 여러분도 꼭 알아줬으면 한다.

애초에 공립 병원에서 의사가 줄어든다는 것이 이상하다고 생각하지 않는가? 사회 복지의 대전제가 근본부터 뒤엎어지는 사건이다. 공립 병원에서 의사가 줄어드는 단계에서 지금의 의료 제도는 성립하지 않음이 명백해졌다.

그렇다면 다른 병원이나 의원은 어떻게 간신히 유지되고 있을까? 오해를 각오하고 말하자면, 어느 정도 합법의 선을 아슬아슬하게 걸치며, 또 극히 드물게는 법을 어기며 경영하고 있기 때문이다. 그러나 공립 병원에서는 이런 경영을 할 수 없다. 지금의 의료 시스템은 자기희생이나 위법이 아니면 병원의 운영이 불가능한 상태에 이른 것이다. 그런 현실을 감안하지 못하는 일본 정부의 능력은 안 봐도 뻔하다.

대학 병원은
치료를 위한 병원이 아니다

현재의 대학 병원은 한마디로 말해 필요가 없다. 일본의 대학 병원은 의학부 부속 병원이기 때문이다. 나는 의료의 중심을 환자라고 한다면 의학부 부속 병원은 있을 수 없다고 생각하며, 학생이었을 때부터 줄곧 위화감을 느껴왔다.

실제로 내가 나온 대학의 대학 병원 로비에도 "당 병원은 개개인의 치료보다 의학 교육과 의학 연구를 우선합니다"라는 의미의 문구가 걸려 있다. 나는 이것을 매일 보면서 이 대학 병원은 발상이 틀렸다고 생각했다. 병원은 환자의 치료를 최우선으로 삼아야 한다. 이 우선순위를 낮춘 시점에서 병원이라고 할 자격이 없다. 따라서 의학부 부속 병원은 있어서는 안 될 곳이다.

물론 의학 연구는 중요하다. 나는 그것을 부정하지 않는다. 그렇다면 환자에게 고개를 숙이고 가르침을 청해야 한다. 이것이 올바른 생각이 아닐까? 요컨대 병원이 먼저 있고 그 병원에 부속되어 의학부가 있어야 한다. ○○병원 부속 ××의학부가 자연스러운 형태라고 생각하는데, 여러분은 어떻게 보는가?

여러분에게 내가 하고 싶은 말은, 대학 병원 선호는 조금 위험하다는 것이다. 많은 국민이 큰 병원과 대학 병원, 그리고 암 센터를 선호한다. 기분은 충분히 이해하지만, 그 위험성도 지적하고 넘어가야겠다는 생각이 들었다.

대학 병원은 특수한 병에 걸린 사람이 많이 온다는 특징이 있다. 따라서 특수한 병에 걸린 경우나 실험 재료가 될 각오로 최신 치료를 받을 경우에는 나름대로 이용 가치가 있다. 그러나 그렇지 않은 경우는 가까이 하지 않는 편이 좋다고 본다.

지금의 대학 병원은 시대착오의 전형이다. 현재 모습에서 벗어나지 않는다면 대학 병원은 필요가 없는 것이 자연스러운 것이다.

✔ 암 센터는 항암제 실험실

시대착오의 전형은 대학 병원 외에도 또 있다. 바로 암 센터다. 암 센터는 일본 전국에 20여 곳이 있는데, 현재의 상태라면 대부분 필요 없다고 생각한다. 이유는 명백하다. 3대 치료, 특히 항암제만으로 암을 고치려는 발상이 대세를 차지하고 있기 때문이다. 극단적으로 말하면 암 센터라는 곳은 항암제 실험장이라고 할 수 있지 않을까 생각한다.

암은 온몸의 병이다. 3대 치료만으로는 당연히 부족하다. 암을 치료하기 위해서는 정신적인 치료와 식사 지도, 생환자들의 지원 등도 필요하다. 그런데도 시대의 흐름에 역행하며 3대 치료만으로 암에 맞서려 하는 자세는 너무나 시대착오적이라고 할 수밖에 없다. 팀 의료도 아직 미덥지 않고, 중의학이나 대체 의료도 도입하지 않으며, 생환자들의 지원도 없는 그런 암 센터에 무슨 존재 가치가 있단 말인가?

그런데 이렇게 말하면 '대학 병원도 안 되고 암 센터도 안 된다면 도대체 어쩌란 말이야? 대학 병원도 가지 말고 암 센터도 가지 말라는 거야?'라고 생각하는 사람도 있을 터인데, 그런 의도는 아니다. 과도한 기대를 품고 찾아가면 이상과 현실의 차이가 너무 심해 큰 충격을 받을 것이라는 말을 하고 싶었을 뿐이다. 즉 각 시설의 특징과 한계를 파악하고 장점을 잘 활용하면 된다. 결코 모든 것을 맡겨서는 안 된다. 마이 닥터를 확보하면서 그런 곳들을 잘 활용해야 한다고 생각한다.

의학 박사는
의사의 업그레이드 버전이 아니다

의학 박사라는 직함을 보거나 들은 적이 있을 것이다. 박사라는 직함이 붙으면 왠지 대단해 보이지만, 사실 이것은 착각이다.

옛날에는 박사의 수가 매우 적었으며 그 칭호도 국가가 인정했기 때문에 매우 권위가 있었다. 그렇다고 해서 반드시 대단하다고는 할 수 없지만, 어쨌든 지금과 달리 희소가치가 있었음은 틀림없다. 그러나 지금은 각 대학에서 자유롭게 박사 칭호를 부여할 수 있기 때문에 의학 박사 학위를 취득하는 것만이 목적이라면 그렇게까지 어렵지는 않다. 꼭 대학원을 졸업하지 않아도 적당히 논문을 쓰고 대학원을 나온 것과 동등한 노력을 했음을 담당 교수에게 인정받으면, 혹은 돈다발을 싸 가지고 가면(물론 불법이다) 취득이 가능한 것이 박사 학위다. 외국에는 당당하게 박사 학위를 파는 대학인 디플로마 밀(대학이라는 이름만 내걸고 금전으로 학위를 팔기 때문에 경멸을 담아 '학위 공장'이라고 부른다)도 많으며, 일본에서도 몇 년 전에 이 문제로 떠들썩했던 적이 있다. 여러분도 본 적도 들은 적도 없는 외국 대학의 박사 학위를 홈페이지 등에서 본 기억이 있을 터인데, 그런 것은 디플로마 밀일 가능성이 농후하다.

요컨대 의학 박사라고 해서 대단한 것은 아니라는 말이다. 적어도 환자에게 자신을 치료하는 의사가 의학 박사이냐 아니냐는 그렇게 중요한 문제가 아니다. 의학 박사가 의사로서 더 격이 높은 것도 아니며, 의학 박사 중에 명의가 더 많은 것도 아니다. 의학의 기초 연구를 하고 싶은 사람(과거의 나도 그랬다)은 당연히 대학원에 진학하므로 자연히 박사 칭호를 취득하게 된다. 적어도 내 경우는 단지 그것뿐이다.

참고로, 의사가 아니더라도 의학 박사를 취득할 수 있다. 의사는 아니지만 의학의 기초 연구를 하는 사람도 많기 때문에 의사가 아닌 의학 박사도 많다. 즉 '의학 박사 ≠ 의사'이며, '의학 박사 ≠ 대단하다'일 경우가 얼마든지 있다. 다시 한번 말하지만, 의학 박사는 결코 의사의 업그레이드 버전이 아니다.

✓ 명의는 교수가 되기 어렵다

대학 병원의 교수, 특히 국립대학의 교수에게 진찰받기를 간절히 원하는 환자가 많다는 데는 솔직히 말해 당황스러울 따름이다. 실태를 알고 있는 우리에게는 이만큼 씁쓸한 코미디가 없지만, 올바른 정보가 널리 알려지지 않은 것 같다. 교수 신앙이 아직도 굳건하게 뿌리를 내리고 있음을 새삼 느낄 때도 종종 있다.

그런 신자들에게 찬물을 뿌리는 소리 같지만, 대학 교수라고 해서 반드시 명의는 아니다. 환자에게 훌륭한 의사라는 것이 교수가 되기 위한 조건은 아니기 때문이다. 교수 임용은 이른바 임상 능력을 심사해 선발하는 방식이 아니다. 나는 이 점에 관해 학창 시절부터 위화감을 느껴왔다. 요컨대 의학은 환자를 위한 학문이 아닌 것이다. 따라서 의학부는 환자를 위해 의사를 양성하는 곳이 아니라는 논리도 성립하지 않을까 생각한다.

더욱 위화감을 느끼는 것은 교수 임용에 인격 평가가 없다는 점이다. 야마자키 도요코의 소설 『하얀 거탑』에 등장하는 자이젠 고로(원작의 주인공으로 한국 드라마에서의 주인공 장준혁보다 훨씬 비정하다―옮긴이) 같은 편협한 인간도 교수로 뽑힌다. 지금의 대학 교수 임용에 명확한 기준은 없지만, 주로 논문의 수(질이 아니라 양이라는 것이 특징이다)와 처세술, 자금력이 임용을 좌우한다. 개중에는 너무 우수한 교수가 임용되면 기존에 있었던 교수들의 존재감이 약해지므로 일부러 무난한 사람을 뽑는다는 소문도 있다. 아무런 근거도 없는 뜬소문만은 결코 아니다.

이와 관련해서는 기존의 교수들이 새로운 교수를 뽑는 인사 제도에도 문제가 있어 보인다. 이 제도에서는 아무런 장점도 없는 교수가 탄생하는 일조차 가능하다. 우수한 후보 두 명이 치열하게 경쟁한 끝에 결국은 하마평에도 오르지 못했던 제3의 군소 후보가 어부지리로 교수가 되는 이변도 일어날 수 있는 것이다. 참고로 우리는 그런 행운아를 '어부 교수님'이라고 불렀다. 요컨대 실제로 있다는 말이다.

대학에 갓 입학했을 때 나는 인격과 임상 능력이 모두 탁월한 교수를 동경했다. 틀림없이 가까운 미래에 그런 훌륭한 인물을 만날 수 있으리라고 생각하며 그날을 손꼽아 기다렸다. 그런데 아무리 기다려도 그런 훌륭한 인물은 나타나지 않았다. 내가 너무 미숙한 탓에 진짜 훌륭한 인물을 만나고도 못 알아본 것인지도 모르지만,

그런 훌륭한 인물을 만나고 싶다는 마음은 지금도 변함이 없다.

오해를 피하기 위해 말하자면, 분명히 우수한 교수도 많다. 세계적인 업적을 계속해서 발표하는 훌륭한 교수도 적지 않다. 그러나 나는 그들이 환자를 바라보는 눈길에서 따스함을 느낀 적이 한 번도 없었다. 교수의 시선은 항상 위를 향하고 있다. 다음에는 주임 교수, 그다음에는 부속 병원의 원장, 의학 부장, 대학 총장, 또는 훈장에서 퇴직 후 낙하산 인사까지…… 출세를 목적으로 사는 교수가 명의가 될 수 있을 리가 없다.

명의라는 말은 그다지 좋은 말이 아니다. 고결한 의사라는 표현이 더 나은지도 모르겠다. 고결한 의사는 많다. 나도 몇 명은 알고 있다. 그런데 그들 중 교수가 된 사람은 아무도 없다. 항상 환자의 치료만을 생각하고 환자가 치유되기를 바라는 고결한 의사는 논문을 쓸 여유도, 자금력도, 처세술도 없다. 이래서는 도저히 교수가 될 수 없다.

고결한 의사에게 치료받기를 원하는 여러분이 왜 대학 교수에게 진찰받기를 열망하는지 나로서는 이해가 되지 않는다.

✓ 3시간 대기, 3분 진료의 구조적 문제

3시간 대기는 분명히 문제가 있다. 이 부분은 어떻게든 해결 방법을 궁리해야 한다고 생각한다. 다만 3분 진료는 앞에서도 말했듯이 현재의 일본 의료 시스템이 박리다매이기 때문에 어쩔 수 없는 부분이다. 이것은 의사의 잘못이 아니다. 의사에게도 하루에 환자 50~60명을 진료하지 않으면 채산이 맞지 않는다는 사정이 있는 것이다. 현재로서는 미병 환자를 호구 환자로 만들어 이익을 확보하는 것밖에 경영을 유지할 방법이 없는 실정이다. 만약 환자 한 명에게 3분이 아니라 10분이나 20분, 혹은 30분씩 시간을 할애한다면 어떻게 될까? 기다리는 다른 환자뿐만 아니라 간호사와 사무 담당, 경영자로부터 비난이 쏟아질 것이 틀림없다. 슬프지만 이것이 지금의 의사를 둘러싼 환경이다. 물론 환자 한 사람 한 사람을 좀 더 여유 있게 진찰하고 싶어 하는 의사도 많겠지만, 정부의 방침 자체가 그것을 허용하지 않는 것이다. 이 점은 환자 여러분도 이해해줬으면 한다.

그래서 나는 여러분이 호구 환자가 되지 않도록 주의를 환기하고 있는 것이다. 호구 환자가 없으면 박리다매인 현재의 의료 시스템은 성립하지 않는다. 따라서 제도는 자연스럽게 바뀔 수밖에 없다. 그렇게 되면 의사는 진짜 병에 걸린 사람만을 상대로 환자 한 사람 한 사람과 충분히 커뮤니케이션을 하면서 모두가 수긍할 수 있는 진료를 할 수 있게 될 것이다.

✓ 의사는 부자라는 오해

의사가 부자라는 것은 옛말이다. 분명히 20여 년 전의 개업의는 대체로 부자였다고 생각한다. 그러나 지금은 아니다. 의사를 생업으로 삼으면서 부자가 되기는 참으로 어렵다. 정말 돈을 벌고 싶으면 악마에게 양심을 팔거나 몸을 극도로 혹사시키는 수밖에 없을 것이다. 적어도 환자의 눈높이에서 양심적인 의료를 전개하는 한은 돈을 벌 수가 없다. 이것이 의사의 현실이다.

거꾸로 말하면 요즘 시대에 큰돈을 벌고 있는 의사는 그다지 좋은 의사가 아닐 가능성이 있다. 적어도 현재의 의료 시스템에서 큰돈을 벌고 있다면 제대로 된 의료를 하고 있다고는 생각할 수 없다. 내 주변에도 좋은 의사가 많지만 하나같이 부자가 아니다. 특히 진짜 병을 상대하는 의사는 일도 힘들고 효율도 나빠서 부자와는 인연이 없다. 어느 정도 호구 환자를 확보하고 있다면 경영은 간신히 가능할지 모르지만, 진짜 환자만을 상대하면 아마도 채산이 맞지 않을 것이다. 따라서 묘하게 돈이 많은 의사는 피하는 편이 무난하다고 생각한다.

의학 진보는 학문 발달보다
환자를 살리는 경험에서 온다

의학은 환자가 귀중한 체험을 가르쳐주고, 그런 사례가 방대하게 축적되면서 발전하는 학문이다. 따라서 환자 치료가 먼저이고 학문 연구는 그다음이라는 것이 올바른 생각이라고 본다. 그러나 현대 의료 시스템은 환자의 시점이 아니라 의사의 시점에서 만들어져 있다. 진찰이 마치 심문하듯 하는 것이 그 증거다. 게다가 기다리는 쪽은 언제나 환자다. 의사나 간호사는 어딘가 모르게 명령조다. 병원의 분위기는 메말랐으며, 병실은 수용소 같다. 병원식은 마치 사료 같은 느낌을 준다. 입원 일정, 검사나 수술 일정도 결정권을 쥐고 있는 쪽은 결국 병원이다. 아무리 입으로는 환자 중심의 의료를 외쳐도 행동이 따르지 않는다면 의미가 없다. 일본의 의료 시스템을 결정하는 중요한 심의회에도 환자의 생생한 목소리가 반영되는 일은 거의 없다.

혹시 악명 높은 '생사의 제비뽑기 실험'을 아는가? 암 환자를 대상으로 치료약의 효과를 실험하는데, 이때 암 환자들에게 제비를 뽑게 해 두 그룹으로 나눈다. 그리고 한 그룹에는 효과가 기대되는 신약을, 다른 한 그룹에는 그다지 효과를 기대할 수 없는 구약을 투여한다. 다만 본인에게는 어느 쪽을 투여했는지 밝히지 않는다. 이런 실험이 몇 달 동안 계속된다. 게다가 실험 기간에는 대체로 다른 치료를 중단하는 것이 원칙이다. 내가 볼 때 이만큼 비인도적인 실험은 없다. 구약을 투여하는 환자는 적어도 몇 달 동안 거의 효과를 기대할 수 없는 치료를 받을 뿐인 것이다. 이에 대한 의사의 변명은 이렇다.

"동시에 두 가지 이상의 치료를 병행하면 어느 쪽이 효과가 있었는지 알 수 없으므로 다른 치료는 중단할 수밖에 없습니다."

"그렇다면 구약의 제비를 뽑은 환자는 몇 달 동안 치료를 받지 못한 채로 방치되는 셈인데, 이에 대해 양심의 가책은 느끼지 못합니까?"

"그것이 학문입니다. 다소간의 희생을 각오하고 학문을 발전시키지 않으면 의학의 진보는 기대할 수 없으며 미래의 환자를 구할 수도 없습니다."

그러나 나는 "미래의 환자를 생각하기 전에 먼저 눈앞의 환자를 살려야 하지 않겠소!"라고 외치고 싶다.

에필로그

현대 의료의 장점만을
활용할 수 있기를 바라며

동서고금을 막론하고 치료 설명서는 내용이 어려워 잘 이해가 안 된다는 것이 통념인데, 이 '치료 설명서'는 어땠는가? 설마 내용이 어려워 잘 이해가 안 됐다는 분은 없으리라 믿고 싶지만, 만에 하나 그랬다면 그것은 내 잘못이지 여러분의 탓이 아니다.

  또 어쩌면 여러분이 이 책을 읽기에는 너무 젊었을 뿐인지도 모른다. 그러나 지금은 젊은 여러분도 언젠가는 40대가 되는 날이 올 것이다. 그때 다시 한번 이 설명서를 떠올리고 읽어본다면 틀림없이 쉽게 이해가 될 것이다. 그리고 이해하기 쉬웠다고 느낀, 특히 40세 이상인 여러분은 부디 이 설명서를 자신의 것으로 만들어 호구 환자가 되지 않도록 주의하면서 현대 의료의 좋은 부분만을 효과적으로 활용하기 바란다. 그러면 여러분이 건강하게 오래 살 확률은 틀림없이 높아질 것이다. 그렇게 되는 것이야말로 우리 의사들의 절실한 바람이자 가장 큰 기쁨이다.

기본적으로 의사라는 인종은 환자가 기뻐하는 모습을 보고 싶어 하며 환자가 기뻐하는 얼굴을 보는 것이 최고의 즐거움인 순수한 집단이다. 여러분이 이 설명서를 최대한 활용하기를 진심으로 기원한다.

병의 90%는 스스로 고칠 수 있다

초판 1쇄 발행 2012년 11월 9일
초판 2쇄 발행 2012년 12월 10일

지은이 오카모토 유타카
옮긴이 김정환
펴낸이 김선식

Chief Editing creator 황정민
Editing creator 김익선, 한보라
Design creator 황정민
Marketing creator 이주화

1st Creative Story Dept. 황정민, 한보라, 박지아
Creative Marketing Dept. 이주화, 원종필, 백미숙
  Public Relation Team 서선행
  Communication Team 김선준, 박혜원, 전아름
  Contents Rights Team 김미영
Creative Management Team 김성자, 송현주, 권송이, 윤이경, 김민아, 한선미

펴낸곳 다산북스
주소 경기도 파주시 교하읍 문발리 529-2 3, 4층
전화 02-702-1724(기획편집) 02-6217-1726(마케팅) 02-704-1724(경영지원)
팩스 02-703-2219
이메일 dasanbooks@hanmail.net
홈페이지 www.dasanbooks.com
출판등록 2005년 12월 23일 제313-2005-00277호

필름 출력 스크린그래픽센타
종이 월드페이퍼(주)
인쇄 스크린그래픽센타
제본 (주)현문

ISBN 978-89-6370-233-9 (13510)

· 책값은 뒤표지에 있습니다.
· 파본은 본사와 구입하신 서점에서 교환해드립니다.
· 이 책은 저작권법에 의하여 보호를 받는 저작물이므로 무단 전재와 복제를 금합니다.